AF339121

SIX LEÇONS CLINIQUES

SUR LES

MALADIES DU CŒUR

PAR

H. HUCHARD

MEMBRE DE L'ACADÉMIE DE MÉDECINE

MÉDECIN DE L'HOPITAL NECKER

PARIS

J.-B. BAILLIÈRE, ÉDITEURS

19, rue Hautefeuille, 19

1907

SIX LEÇONS CLINIQUES

SUR LES

MALADIES DU CŒUR

PAR

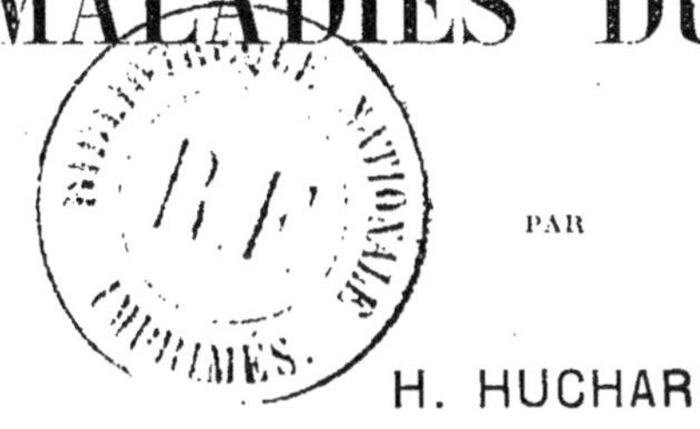

H. HUCHARD

MEMBRE DE L'ACADÉMIE DE MÉDECINE

MÉDECIN DE L'HOPITAL NECKER

PARIS

J.-B. BAILLIÈRE, ÉDITEURS

19, rue Hautefeuille, 19

—

1907

SIX LEÇONS CLINIQUES

SUR LES

MALADIES DU CŒUR

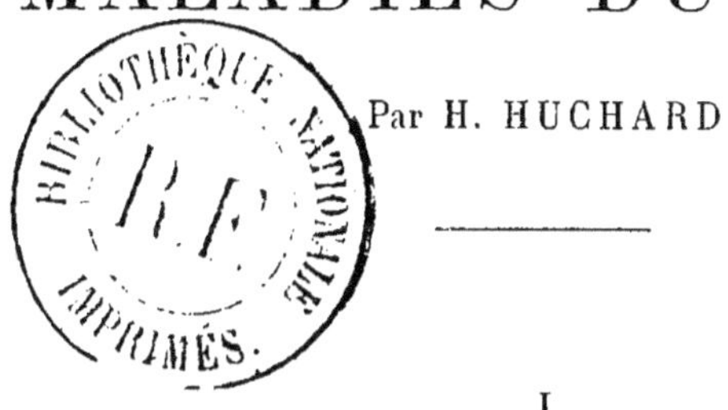

Par H. HUCHARD

I

Importance clinique et thérapeutique
des troubles fonctionnels dans les maladies du cœur

Au cours d'un grand voyage et vers sa fin, il vous
est arrivé de jeter un large coup d'œil en arrière,
pour revoir une dernière fois les régions explorées.

Je suis ce voyageur.

Après une course déjà longue, je veux aussi regar-
der derrière moi pour mesurer le chemin parcouru.
Dans le lointain, je vois d'abord se dessiner la forte
silhouette des anciens qui nous ont précédés et nous
ont tracé la route. De loin, ils vous apparaissent petits;
mais, n'est-il pas vrai que nous semblons plus grands
en montant sur leurs épaules et en continuant à bâtir
le monument scientifique sur leurs solides assises?

Nous avons tort de trop les oublier, et pour les
maladies du cœur, nous devrions nous rappeler
qu'ils ont vécu dans un temps où, ne connaissant les
ressources ni de l'auscultation, ni de la percussion,

ils attribuaient avec Sénac en 1749, sans doute une importance trop prépondérante aux troubles fonctionnels jusqu'à élever quelques-uns d'entre eux, comme les syncopes et les palpitations, au rang de maladies.

Mais, de nos jours et après l'immortelle découverte de Laënnec, on a aussi laissé trop dans l'ombre l'étude et la recherche de ces troubles fonctionnels pour accorder une attention exclusive aux signes physiques, aux symptômes d'auscultation et de percussion, tant il est vrai que nous allons toujours d'un excès dans un pire, et que l'esprit humain a pu être judicieusement comparé à un homme ivre à cheval, retombant d'un côté quand on le relève d'un autre.

C'est contre ces exagérations que je veux réagir depuis longtemps, comme je l'ai dit dans la 3e édition de mon Traité clinique des maladies du cœur et de l'aorte (1). Le diagnostic et le pronostic d'une maladie du cœur, ainsi que j'espère vous le démontrer, ne sont liés ni à la simple constatation d'un souffle valvulaire, ni à celle d'une matité cardiaque augmentée, et les troubles fonctionnels — dyspnée, tachycardie, palpitations, hypertension et hypotension artérielle, arythmie et tachyarythmie, douleurs cardiaques et précordiales — ne sont-ils pas comme les cris ou les plaintes des organes qui souffrent, ne donnent-ils pas le plus souvent la clef de la science pronostique dont Borsiéri disait qu'elle est « la marque suprême d'un médecin, consistant à présager sûrement ce que la maladie offre d'espérance et de danger, à pénétrer ses tendances, le but où elle marche » ?

Au seuil de ces conférences, telle est ma profession

____

(1) *Traité clinique des maladies du cœur et de l'aorte*, en trois volumes. Paris, 1899-1905.

de foi. Elle n'est pas longue, comme vous voyez ; et du reste, pourquoi, dit Gustave Flaubert, « gâter ses œuvres par des préfaces, et se calomnier soi-même par une enseigne ? » Inutile de vous exposer longuement mon programme. Qui en a, l'a bien fait voir durant sa vie, et le montre suffisamment dans son enseignement. Je me borne à vous dire que dans les six leçons qui vont suivre, j'ai le désir et l'ambition de vous apprendre les principales choses. qu'il faut savoir, au point de vue pratique, dans l'étude des maladies chroniques du cœur. Je suppose que vous les connaissez déjà, et j'estime qu'il est inutile de vous exposer à nouveau la valeur d'un souffle valvulaire entendu à la base ou à la pointe, à droite ou à gauche, au moment de la systole ou de la diastole.

I

La *dyspnée* est un signe des plus importants dans les cardiopathies, et à ce sujet que lisez-vous dans les livres ? Elle est « cardiaque », c'est un « pseudo-asthme » cardiaque quand elle se montre au cours d'une affection mitrale ; elle est « aortique », c'est un « pseudo-asthme » aortique quand elle est liée à une affection de l'aorte. Cela ne signifie rien du tout, et c'est comme si l'on proclamait que dans la pneumonie, la dyspnée est pulmonaire. Or, dans cette dernière maladie, il y a même deux sortes de dyspnée : l'une mécanique d'un pronostic peu grave ; l'autre toxique dont la signification est très sévère. Je vous l'ai montré à propos de deux malades du service : l'un, relativement jeune, avait une pneumonie très étendue occupant presque un lobe tout entier avec une dyspnée modérée ; l'autre, plus âgé, ayant une dyspnée intense, ne présentait qu'un petit foyer pneumonique avec quelques traces d'albumine dans les urines. Comme je vous l'avais annoncé, le premier atteint d'une dyspnée simplement mécanique a guéri en quelques jours; l'autre avec une dyspnée toxique traduisant l'atteinte profonde de tout l'organisme et avec une lésion pulmonaire peu étendue, a fini par succomber rapidement. Quelle erreur de pronostic n'eussiez-vous pas commise, si vous aviez fait dépendre celui-ci de la simple et banale constatation des signes physiques, et si vous n'aviez pas pris en considération la valeur considérable d'un trouble fonctionnel ?

Dans les maladies du cœur, les choses se passent ainsi. La dyspnée est mécanique ou toxique, avec une interprétation pronostique tout-à-fait différente, comme les deux exemples suivants vous le démontrent.

Au n° 1 de la salle des femmes se trouve une malade de 44 ans atteinte d'une insuffisance mitrale d'origine endocardique et rhumatismale, avec un souffle systolique en jet de vapeur très fort à la pointe. Elle nous était arrivée en état d'asystolie complète, avec œdème très accusé des membres inférieurs, multiples congestions viscérales, nombreux râles de congestion œdémateuse, surtout à la base du poumon gauche, et une dyspnée relativement modérée. Celle-ci était surtout d'ordre mécanique, et la digitaline à haute dose en eut assez promptement raison, comme de tous les accidents asystoliques.

L'autre malade, une femme âgée de 63 ans (au n° 9), présente une insuffisance mitrale de nature artérielle avec souffle systolique serratique relativement léger à la pointe et hypertrophie ventriculaire gauche très accusée. Ici, ni œdème, ni congestions viscérales, aucun indice réel d'état asystolique ou même hyposystolique; mais dyspnée très intense, d'ordre toxique, empêchant tout sommeil et tout repos, liée comme toujours dans les cardiopathies artérielles, à l'insuffisance rénale avec ou sans albumine et rapidement vaincue par le traitement rénal, c'est-à-dire par la médication diurétique et antitoxique de cette dyspnée toxi-alimentaire : lait exclusif pour toute alimentation et théobromine.

Vous le voyez, il y a deux sortes d'insuffisance mitrale : l'une d'origine endocardique et rhumatismale avec sa tendance à l'hypotension artérielle et l'asystolie, l'autre de nature artérielle avec sa tendance à l'hypertension et à l'intoxication ; et il y a plus de différences au point de vue clinique et thérapeutique entre ces deux affections de même siège valvulaire, qu'entre une insuffisance mitrale et une insuffisance aortique d'origine rhumatismale. Ces mêmes différences se poursuivent pour l'insuffisance aortique, endocardique ou artérielle, pour le rétrécissement mitral endocardique ou artériel, de sorte que la nomenclature des cardiopathies chroniques doit être à l'avenir absolument modifiée et qu'on ne doit pas les classer d'après leur siège valvulaire, mais surtout d'après leur origine et leur nature.

Vous voyez donc qu'il ne faut pas rester en contemplation devant un souffle valvulaire, ni attribuer une valeur exclusive aux signes physiques, mais qu'il importe encore une fois de considérer la valeur diagnostique et pronostique des troubles fonctionnels dont le plus important est la dyspnée. Elle est un élément sérieux de diagnostic, puisque toutes les cardiopathies artérielles sont dès le début très franchement dyspnéisantes, comme je l'ai démontré depuis plus de vingt ans, dans mon enseignement et dans les thèses de mes élèves : Tournier, Faure-Miller, Picard, Bohn, Bonneau (1).

____

(1) Tournier. La dyspnée cardiaque, Paris 1892. — Faure-Miller. Cardiopathies artérielles à type myo-valvulaire, 1892. —

Cependant, il ne faudrait pas tomber dans certaines exagérations et croire par exemple que l'hypertension vasculaire régit l'évolution tout entière des cardiopathies artérielles. Comme je vous le démontrerai plus tard, celles-ci à leur dernière période se mitralisent, lorsque le cœur se dilate et avec lui l'orifice auriculo-ventriculaire, et alors le malade peut succomber aux accidents hybrides de la toxiasystolie. Ce serait donc un tort de croire que le régime simplement déchloruré est suffisant dans ces cas. Il peut bien contribuer à abaisser la tension artérielle surélevée, mais il agit modérément sur l'élément toxique que combat au contraire victorieusement le régime lacté exclusif.

Telle est l'opinion que je professe depuis plusieurs années sur ces deux médications différentes, quoiqu'elles se prêtent un mutuel appui. Telles sont les principales conclusions confirmant cette opinion, conclusions auxquelles est arrivé patiemment mon interne actuel, M. Amblard, dans sa récente thèse inaugurale. Ses recherches sur ce sujet, que je recommande à votre attention, ont été longues, comme il convient à tous ceux qui pensent que la science est une longue patience (2).

A propos du rétrécissement mitral, je vais vous montrer maintenant comment la constatation d'un simple trouble fonctionnel, de la dyspnée, peut devenir un élément très sérieux de diagnostic.

De toutes les maladies valvulaires de nature endo-

Picard. Dyspnée toxique d'origine alimentaire, 1897. — G. Bohn. Les longues rémissions de la dyspnée toxi-alimentaire dans les cardiopathies artérielles, 1898. — R. Bonneau. La dyspnée dans les maladies du cœur, 1904.

(2) L.-A. Amblard. Variations quotidiennes des tensions artérielle et artério-capillaire chez les artério-scléreux hypertendus en cours de traitement. Paris, mai 1907.

cardique et rhumatismale ou même d'origine congénitale, la sténose mitrale est la plus dyspnéisante, au
point que lorsque je constate quelques signes ou l'un
des signes physiques du rétrécissement mitral en l'absence de dyspnée bien constatée, je doute de mon diagnostic. Lé rétrécissement mitral des artério-scléreux
évolue souvent sans signes physiques pour des raisons que je vous expliquerai plus tard, mais dans
cette maladie que l'on croit rare parce qu'elle est presque toujours méconnue, la dyspnée est à son maximum étant complexe : mécanique par le fait du rétrécissement valvulaire, toxique par le fait de la maladie
artérielle. Or, il existe un faux rétrécissement mitral
de l'insuffisance aortique, et vous allez en comprendre la genèse avec le moyen de le diagnostiquer.

Supposez que la valvule moyenne seule de l'orifice
aortique soit insuffisante. Alors, au moment de la
diastole, la régurgitation sanguine se faisant de
l'aorte au ventricule sur le plancher de la grande
valve mitrale, fera vibrer celle-ci d'une façon tout à
fait particulière à la fin de la pause diastolique, de
façon à simuler un souffle présystolique de la pointe,
et à faire croire à l'existence d'un rétrécissement
mitral surajouté à l'insuffisance sigmoïde. Telle est du
moins l'explication que je donne de ce qu'on a
appelé le « souffle de Flint ». Comment résoudre la
difficulté ? Sans doute, s'il y a en même temps un
dédoublement du deuxième bruit à la base, cette
difficulté est résolue en faveur de l'existence réelle
d'une sténose auriculo-ventriculaire. Mais, quand ce
dédoublement est absent, ce qui arrive si souvent
dans cette sténose caractérisée essentiellement par la
grande variabilité des signes physiques, comment
résoudre le problème ? Eh bien, il faut se rappeler
que l'insuffisance aortique endocardique est peut-être
la cardiopathie la moins dyspnéisante, et en s'ap-

puyant sur ce fait, il devient assez facile de savoir si le rétrécissement mitral est réel ou apparent dans le cours de la maladie de Vieussens-Corrigan. S'il est réel, il y a de la dyspnée ; s'il est faux et seulement apparent, il n'y a pas de dyspnée.

Voyez-vous maintenant combien sont illusoires les désignations de « dyspnée cardiaque » ou de « dyspnée aortique » et combien il importe d'étudier et de comprendre la pathogénie des divers troubles respiratoires que l'on observe au cours des cardiopathies ? Je n'en finirais pas si je voulais étudier avec vous les dyspnées de Cheyne-Stokes, de l'œdème aigu du poumon, des embolies pulmonaires, de l'adipose cardiaque. Je vous renvoie pour leur étude à mon Traité récent des maladies du cœur.

Tout ce que vous devez savoir pour le moment, c'est que les cardiopathies sont, les unes très dyspnéisantes, les autres non ou peu dyspnéisantes : aux premières appartiennent, par ordre d'intensité, le rétrécissement mitral artério-scléreux, toutes les cardiopathies artérielles, qu'elles soient aortiques ou mitrales, le rétrécissement mitral congénital ou endocardique et, à un faible degré, l'insuffisance mitrale. Aux secondes, l'insuffisance et le rétrécissement aortique de nature endocardique et d'origine rhumatismale, même le rétrécissement pulmonaire.

Vous devez encore bien vous pénétrer de cette idée : c'est que, si l'*insomnie* se montre tardivement dans les cardiopathies valvulaires en état d'asystolie, elle existe d'une façon précoce et souvent avec une grande intensité en l'absence de tout état hyposystolique et au début même des cardiopathies artérielles pendant le cours desquelles elle est le plus souvent liée à l'état dyspnéique. Et je ne cesse de dire, de répéter encore et toujours : Dans ces cas, abstenez-vous de la morphine et des hypnotiques; car alors vous ajoutez une intoxication à une autre... Sachez que les malades ne dorment pas parce qu'ils respirent mal; faites-les mieux respirer et ils dormiront. Et c'est ainsi qu'en calmant la dyspnée, le lait exclusif fait dormir et devient un excellent hypnotique. Cela, je ne cesse de l'enseigner depuis de longues années, comme en témoigne la thèse de mon élève, le Dr Gayral (1).

II

Deux mots sur la *tachycardie* et les *palpitations*.

Un homme de 45 à 60 ans se présente à vous avec une tachycardie modérée (120 à 130), un pouls tendu, serré et « cordé », comme disaient les anciens. A cet âge, une tachycardie permanente doit vous faire penser qu'elle est prémonitoire du bruit de galop. En tout cas, il n'y a pas de galop cardiaque sans tachycardie, et pour faire apparaître rapidement celui-ci sous l'oreille, vous n'avez qu'à faire marcher quelques pas le malade ou à lui faire exécuter quelques mouvements dans son lit. Alors, le diagnostic s'impose; et puisque d'après mes nombreuses observations, il n'y a qu'un seul bruit de galop symptomatique d'une lésion rénale, dès que vous l'avez constaté, vous pouvez chercher et vous trouverez toujours les signes d'une néphrite interstitielle.

Vous voyez chez un même malade, quel que soit son âge, ces troubles fonctionnels réunis : hypertension artérielle, tachycardie, dyspnée. Alors, vous n'avez pas à hésiter; il s'agit d'une sclérose cardio-rénale à son début ou en cours d'évolution.

(1). A. GAYRAL. De l'insomnie dans les affections cardiaques et en particulier de l'insomnie d'origine dyspnéique dans les cardiopathies artérielles. Paris 1897.

La tachycardie très accusée avec hypotension artérielle extrême conduit au phénomène clinique important signalé par Stokes sous la désignation de
« rythme fœtal des bruits du cœur », étudié par moi
sous le nom d'*embryocardie* et dont la thèse de mon
ancien interne Gillet renferme des observations intéressantes (1). C'est là un signe de pronostic très
sévère, quoique non toujours mortel, dans le cours
des maladies infectieuses et surtout de la fièvre
typhoïde et qui commande une thérapeutique hâtive
et physiologique basée sur la pathogénie du syndrome.

Voici maintenant une *tachycardie paroxystique*, jamais
ou presque jamais continue, qui survient brusque-
ment et cesse souvent avec la même brusquerie. Il
s'agit de cette intéressante névrose cardiaque, la tachycardie essentielle paroxystique sur laquelle les eaux
radioactives de Bourbon-Lancy exercent une action
très efficace, bien démontrée par mon ancien interne,
le Dr Piatot (2).

Un malade est atteint d'insuffisance aortique avec
ou sans insuffisance mitrale, mais surtout avec complication de cette dernière. Prenez garde à la tachycardie continue qui se déclare alors ; elle prépare la
thrombose cardiaque et les embolies consécutives.
C'est ainsi que l'insuffisance aortique devient une maladie embolisante, car l'association des deux insuffisances est grave, puisque par la maladie de Vieussens-
Corrigan la régurgitation sanguine de l'aorte dans le
ventricule gauche prépare la dilatation de celui-ci,

---

(1) H. GILLET. De l'embryocardie ou rythme fœtal des bruits du
cœur. Paris 1888.

(2) A. PIATOT. Quelques considérations sur les propriétés
radioactives des eaux minérales, 1905. — Propriétés radioactives
et indications thérapeutiques des eaux thermales de Bourbon-
Lancy, janvier 1907.

et puisque par l'inocclusion mitrale la régurgitation du ventricule dans l'oreillette favorise la dilatation de cette dernière. Il en résulte, surtout avec la tachycardie, une dilatation générale de tout l'organe, et le pronostic devient grave si, de bonne heure, même en l'absence de tout indice de décompensation, vous n'avez pas songé, par la digitale, à ralentir les battements du cœur. Car, les tachycardies intenses, comme celle de la tachycardie essentielle paroxystique, prédisposent à la cardiectasie, à la thrombose cardiaque. C'est ainsi que j'ai pu observer dans cette maladie avec le regretté Merklen, chez une jeune fille de 15 ans, une distension cardiaque considérable avec une embolie cérébrale consécutive, aphasie et hémiplégie droite.

Dans la *tuberculose*, vous avez deux espèces de tachycardie : l'une précoce, d'origine mécanique, due à la compression du pneumo-gastrique par des ganglions trachéo-bronchiques hypertrophiés et qui s'accompagne souvent de trois ordres de symptômes, de dyspnée, de troubles gastriques et de tachycardie. Celle-ci n'est pas grave par elle même, toutes les trois branches du nerf sont prises, et l'on peut dire que c'est le nerf vague qui divague. L'autre est tardive, elle survient à la dernière période de la tuberculose, le plus souvent avec hypotension accusée. Prenez garde; cette tachycardie est d'origine toxique et d'un pronostic absolument grave.

Au sujet des faussés maladies du cœur, je vous parlerai plus tard des *palpitations*. Qu'il vous suffise de savoir que, contrairement à l'opinion commune, elles sont rarement un symptôme important des diverses cardiopathies.

Il en est de même des *syncopes* qui constituent bien un symptôme cardiaque, mais qui jamais ou presque jamais ne sont symptomatiques d'une affection cardiaque. Elles relèvent de l'hystérie concomitante, ce qui indique toujours un **pronostic** absolument bénin. Mais, il ne faut pas oublier que dans l'angine de poitrine coronarienne, la terminaison subite de la maladie se fait par syncope et jamais ou presque jamais par excès de douleur, et que dans la maladie de Stokes-Adams, plus une maladie bulbaire qu'une affection cardiaque, les accidents syncopaux et épileptiformes comportent un pronostic sévère.

Puisque je vous parle d'*épilepsie*, je tiens à vous dire en passant, que celle-ci peut devenir un élément de diagnostic pour les malformations congénitales du cœur. Je vous l'ai démontré au sujet d'une petite fille de six ans, venue à la consultation du mardi avec le diagnostic d'insuffisance mitrale et « épilepsie consécutive » : deux erreurs de diagnostic. Il s'agissait d'une communication interventriculaire, c'est-à-dire de la maladie de Roger avec souffle systolique intense en plein cœur, sans propagation dorsale, et s'entendant jusqu'à la pointe, ce qui avait pu faire croire à l'existence d'une simple insuffisance mitrale. Les accidents convulsifs de nature nettement épileptique dont était atteinte la petite malade, nous mirent promptement sur la voie du diagnostic, et je fis le raisonnement suivant : la malformation cérébrale se traduisant par l'épilepsie nous indique ici une malformation cardiaque de même nature, c'est-à-dire d'origine congénitale, absolument comme dans les cas de dystrophies congénitales où l'on observe en même temps des déformations diverses et des arrêts de développement, comme l'hypospadias, l'absence d'appendice xiphoïde, des anomalies dentaires et des déformations nombreuses du squelette. Car, ainsi que je vous le démontrerai et que je l'ai déjà affirmé dans mon Traité des maladies du cœur, il n'y a pas d'épilepsie ni d'hystérie cardiaque. Il ne s'agit

pas ici de complications, mais d'associations morbides reliées entre elles par la même cause qui les a
produites, « la loi générale des dégénérescences
créant à la fois des tares organiques et des tares fonctionnelles. »

III

J'arrive à l'une des questions les plus difficiles de
la pathologie cardiaque : celle des différentes *arythmies*. Cependant, j'ai déjà réussi à m'orienter un peu
dans leur dédale, et voici ce que je peux vous dire
d'une façon générale au point de vue du pronostic.

Les arythmies sans tachycardie sont d'ordinaire
peu graves. Elles sont souvent d'origine toxique
(abus du café, du thé, du tabac surtout) ou réflexe
(maladies du tube digestif, du foie, etc.).

Les *intermittences* et les *faux pas* dont s'effraient tous
les malades et quelques médecins n'indiquent presque
jamais l'existence d'une affection du cœur. Les malades les croient graves parce que les intermittences
produisent deux ordres de symptômes : une angoisse
très profonde qui se montre à la cessation d'un battement cardiaque et qui est souvent confondue avec
une angine de poitrine ; une palpitation en coup de
boutoir coïncidant avec la pulsation exagérée suivant
immédiatement l'absence d'un battement cardiaque.
Souvent on ne trouve aucune cause pour expliquer
ces intermittences qui reviennent ordinairement par
accès et qui ne paraissent même pas devoir être élevées
au rang de phénomène pathologique. Vous savez que
les chiens, surtout les petites races, ont normalement
de l'arythmie et des intermittences. Eh bien, j'ai coutume de dire que certains hommes ont ainsi un cœur
de chien, et je ne crois pas me tromper, puisque ces
troubles fonctionnels peuvent persister longtemps
sans dommage pour la santé, ou disparaître rapi-

-dement sans aucune intervention thérapeutique, laquelle du reste est dans la plupart des cas absolument inutile.

Tout autre est le pronostic de l'arythmie associée à la tachycardie, c'est-à-dire de la *tachy-arythmie*, surtout lorsqu'on l'observe à un certain âge, par exemple de 45 à 60 ans. Avec ou sans dyspnée, mais surtout avec dyspnée, elle est l'indice certain de ce que j'ai étudié sous le nom de cardiopathie artérielle à forme arythmique, et dont la thèse de mon élève Caramano a fourni de nombreux exemples (1). Mais j'appelle votre attention sur ce point important de thérapeutique : il s'agit ici d'une arythmie presque toujours irréductible. Ne cherchez pas à modifier, à améliorer cette boiterie du cœur par la digitale ou par n'importe quel médicament cardiaque, car vous n'y arriverez pas. Et, du reste, ce n'est pas pour cette arythmie que le malade vient vous consulter, c'est pour la dyspnée. Ne vous occupez pas de l'arythmie; elle ne menace pas le malade, elle est ici un élément de diagnostic, mais nullement de pronostic, et du reste, encore une fois, vous n'arrivez à la modifier très peu qu'au prix d'une intoxication médicamenteuse.

Il vous faut connaître aussi l'interprétation de ce que j'ai étudié sous le nom *d'arythmie palpitante*, dont vous verrez de bons exemples dans les thèses de mes élèves (2). On l'observe surtout dans le rétrécissement mitral avec thrombose auriculaire et menace constante d'embolies. Cette arythmie palpitante, caractérisée par un état arythmique avec palpitations incessantes, comme l'indique son nom, a pour résul-

---

(1) CARAMANO : Etude sur les cardiopathies artérielles à forme arythmique. Paris, 1904.

(2) M. GÉRARD : L'oreillette gauche dans le rétrécissement mitral, 1894. — E. DURAND : De l'arythmie palpitante dans le rétrécissement mitral, 1898.

tat de masquer plus ou moins complètement les signes
physiques du rétrécissement mitral. Dans ce cas,
la digitale est deux fois indiquée, comme élément de
diagnostic et de traitement : en ralentissant les battements du cœur, en modérant leur intensité, le
médicament permet de découvrir un léger roulement
présystolique ou un dédoublement du second bruit ;
au point de vue thérapeutique, il retarde la complication de thrombose cardiaque.

IV

Les *douleurs cardiaques* ou simplement précordiales
constituent un symptôme important des affections du
cœur et je vous en parlerai plus tard. Mais, combien
nombreuses et différentes! Les unes, vagues, peu
intenses, sont dues à la distension simple du cœur ;
les autres, à des névralgies précordiales, sur le trajet
des nerfs intercostaux ou des phréniques ; d'autres à
la cardioptose, affection peu connue et que j'ai constatée assez souvent à la suite de grands amaigrisse-
ments provoqués par une maladie grave, ou par la
cure trop rapide de l'obésité ; enfin, les dernières, les
plus importantes et très graves, à la coronarite.

Dans cette vue d'ensemble, je ne puis naturellement
étudier toutes ces douleurs. Qu'il vous suffise de
savoir pour l'instant qu'il y a des douleurs continues et des douleurs paroxystiques, que les premières
sont d'un pronostic généralement bénin, tandis que
les secondes, surtout lorsqu'elles sont provoquées
par la marche ou par un effort, sont graves et le plus
souvent mortelles, puisqu'elles sont l'indice d'une
claudication intermittente du cœur, c'est-à-dire d'une
angine de poitrine vraie et coronarienne. Quand des
phénomènes douloureux surviennent spontanément,
sans être produits par la marche ou par un effort,

malgré leur intensité, malgré leur longue durée, vous pouvez être convaincus qu'il s'agit de pseudo-angine guérissant toujours ou presque toujours.

Mais, n'allez pas confondre angine de poitrine coronarienne et dyspnée, et définir avec quelques auteurs la sténocardie, « une dyspnée douloureuse, » parce que l'angine de poitrine et la dyspnée toxi-alimentaire surviennent par la provocation de la même cause, de la marche ou de l'effort. C'est là une grosse erreur. La dyspnée est un symptôme, l'angor pectoris en est un autre, et il faut vous rappeler toujours, comme je ne cesse de le répéter, que dans tous les cas où ces deux symptômes sont réunis sur le même malade, celui-ci est dyspnéique par son rein et angineux par ses coronaires. La dyspnée est toxique et l'angine ne l'est pas. Vous en avez la preuve dans les résultats de la thérapeutique. Le régime lacté exclusif fait promptement disparaître l'élément dyspnéique ; il est sans action sur l'élément angineux. La médication antitoxique est toute puissante dans un cas, inefficace dans l'autre.

Comme je l'ai démontré, il y a quelques années, la douleur, si on sait bien l'analyser, est un symptôme révélateur d'une tumeur anévrysmale qui pendant de longs mois peut ne se manifester que par ce seul signe. Lorsqu'on est en présence, ai-je dit, de phénomènes douloureux, remarquables par leur opiniâtreté, leur longue durée, leur intensité, quand ils demeurent inexpliqués, lorsqu'ils ont résisté à toutes les médications habituelles, enfin quand ils présentent des caractères insolites (comme leur fixité dans un endroit déterminé, la possibilité de leur diminution par certains changements d'attitude des malades), alors il ne s'agit pas de véritables névralgies, comme on le croit trop souvent ; on doit voir là un signe de probabilité en faveur de l'anévrysme, et si aucune tumeur n'est encore perceptible, l'épreuve de la radioscopie devra être tentée pour devenir un signe de certitude. Sans doute, cette certitude ne sera pas complète, parce qu'il s'agira encore de savoir la nature de la tumeur du médiastin. Mais il faut toujours se rappeler que, de toutes les tumeurs intra-thoraciques, ce sont les anévrysmes qui donnent lieu à ces sortes de douleurs très caractéristiques et très violentes, parce qu'elles se font par le mécanisme d'une sorte de martèlement ininterrompu.

V

En voilà bien assez pour vous démontrer l'importance des troubles fonctionnels dans les maladies du cœur. Non pas que je veuille me priver jamais du secours de l'auscultation et de la percussion, ce qui serait une hérésie. Mais je vous répète que les troubles fonctionnels sont souvent la traduction symptomatique et très fidèle des lésions ou même des complications ; je vous répète encore qu'il faut savoir écouter les plaintes des organes qui souffrent, et que la dilatation du cœur par exemple ne se traduit pas seulement par l'augmentation de la matité précordiale...

En comprenant de la sorte les maladies du cœur, vous ne penserez plus, avec Sénac, que « leur étude donne l'inutile satisfaction de mieux connaître l'impossibilité de les guérir », ou avec Broussais, qu'elles sont simplement des « maladies de pure curiosité ». Mon but est, au contraire, par ces leçons, de vous inspirer confiance dans la sûreté de votre diagnostic et surtout de votre pronostic, dans l'exactitude des indications thérapeutiques comme dans l'efficacité du

traitement. J'espère ainsi donner un démenti à
Voltaire, à cet incorrigible et perpétuel valétudi-
naire, qui se vengeait sur la médecine en disant
qu'elle consiste à « mettre des drogues qu'on ne
connaît pas dans des corps qu'on connaît moins ».
Nous étudierons ces drogues le mieux possible, et
après vous avoir bien fait comprendre la pathogénie
raisonnée des divers symptômes et surtout des troubles fonctionnels des maladies du cœur dont l'étude
sera poursuivie dans les leçons suivantes, j'espère vous
démontrer encore que la médecine de laboratoire —
quoi qu'on pense, quoi qu'on dise, quoi qu'on veuille
et quoi qu'on fasse — reste toujours l'humble ser-
vante de la médecine clinique, de la médecine qu'on
apprend seulement à l'hôpital ou au lit du malade,
de la médecine française.

Cardiopathies chroniques endocardiques
et cardiopathies artérielles

Dans la leçon précédente, je vous ai dit et prouvé que la simple constatation d'un souffle valvulaire ou d'une matité cardiaque — triangulaire, pyriforme, rectangulaire, globuleuse — peut bien servir au diagnostic anatomique, mais nullement au diagnostic clinique.

Je vous ai montré et vous montrerai encore l'importance des troubles fonctionnels, de cette dyspnée toxi-alimentaire qui nous a mis sur la voie de notions nouvelles sur les affections de l'appareil circulatoire. Car, elle nous a permis de tirer du chaos des maladies cardiaques cette grande classe des cardiopathies artérielles, encore aujourd'hui trop souvent méconnues, cependant si nombreuses et si intéressantes. Cette dyspnée toxi-alimentaire, vous le savez maintenant, est due à l'intoxication alimentaire dans le cours des cardiopathies, intoxication favorisée de bonne heure par l'insuffisance rénale dont sont atteints les malades, dès la première période de leur affection. Vous savez encore que la dyspnée n'est pas d'origine cardiaque ni aortique, mais surtout d'origine rénale, et que de bonne heure le traitement rénal des cardiopathies artérielles s'impose. Ces faits, simples en apparence, n'avaient jamais été interprétés comme il convient, et il en est résulté une première et grave erreur commise autrefois dans la thérapeutique.

Voici une seconde erreur : On a divisé trop longtemps les maladies du cœur, d'après leur siège anatomique, en affections mitrales et aortiques, et il est temps d'adopter une autre nomenclature en opposant aux cardiopathies valvulaires endocardiques d'origine rhumatismale, les cardiopathies artérielles qui ont le cœur pour siège et le système artériel pour origine, ces cardiopathies dues à des causes diverses et multiples, comme nous le verrons.

Pendant de longues années, une troisième erreur a été commise. On n'a vu dans les cardiopathies que le cœur central battant sous la 4ᵉ ou 5ᵉ côte, et on n'a pas vu le grand cœur périphérique qui bat un peu partout, puisqu'il est constitué par tous les vaisseaux. Or, on ne saurait trop redire que le cœur central est « plus entraîné qu'entraîneur », et ce qui entraîne, c'est surtout le cœur périphérique qui, lui aussi, a ses grandes et petites émotions caractérisées par une vaso-constriction ou une vaso-dilatation plus ou moins accusées. On n'a pas suffisamment compris pendant longtemps que si l'on devient cardiaque par les artères, on ne devient pas artériel par le cœur ; et l'on devait alors méconnaître l'importance de la cardio-sclérose au triple point de vue du diagnostic, du pronostic et du traitement.

Je veux aujourd'hui vous exposer, dans une rapide vue d'ensemble, l'histoire clinique de ces cardiopathies artérielles en les opposant aux cardiopathies endocardiques, non pas que j'aie la prétention de ne rien omettre (car il faudrait plusieurs leçons pour tout dire); mais j'ai le désir surtout de vous faire bien comprendre la valeur des indications thérapeutiques, mon but étant toujours dirigé vers la pratique médicale.

I

Les signes physiques fournis par l'auscultation et la percussion vous donnent le diagnostic anato-mique, et rien de plus. Entre tant d'autres, voici un exemple :

Est-ce que l'intensité d'un souffle valvulaire repré-sente exactement le degré et la gravité de la mala-die? Rien ne serait plus faux que de le croire. Car, chez les enfants et les jeunes gens à fibre myocar-dique absolument intacte, une insuffisance mitrale peu accentuée peut se traduire par un souffle très fort, tandis que chez les personnes plus âgées et sur-tout chez les vieillards, un myocarde affaibli ou dégénéré ne produit qu'un souffle parfois peu accusé, même avec une lésion valvulaire très étendue. Vous ne direz donc pas que dans le premier cas la maladie est grave, et légère dans le second. C'est le contraire qui est la vérité, et Stokes que vous m'entendez sou-vent citer parce qu'il a vu cliniquement les choses, a émis les trois principes suivants qui sont à mé-diter :

« C'est dans les conditions vitales et anatomiques de la fibre musculaire que se trouve la clef de la pathologie cardiaque. — Les altérations valvulaires ont peu d'influence sur la santé générale, tant que le tissu du cœur reste sain. — Dans le traitement des affections valvulaires, nous devons être guidés, moins par l'état des valvules que par celui du tissu musculaire cardiaque. »

Stokes n'avait pas tout vu, puisqu'il passait complètement sous silence l'état du cœur périphérique. Mais continuons notre démonstration.

Vous avez un rétrécissement mitral extrêmement serré, au point que le sang peut à peine pénétrer dans le ventricule ; l'oreillette gauche très dilatée et non encore hypertrophiée, a perdu une grande partie de sa contractilité et de sa « force de ressort », comme disait Vieussens dès 1711, c'est-à-dire de son élasticité, cela souvent en l'absence même de lésions plus ou moins accentuées de la fibre musculaire. Il en résulte un de ces rétrécissements sans souffle, c'est-à dire aphones, que vous pourrez faire parler, pour ainsi dire, en augmentant la contractilité cardiaque par le repos et l'administration de la digitale, celle-ci devenant ainsi, comme je l'ai démontré, un élément de diagnostic. Direz-vous alors, parce que le souffle est absent ou parce qu'il est très faible, que la maladie n'est pas grave ?

Voici une insuffisance aortique très large chez un homme profondément anémié après des hémorrhagies copieuses et répétées. Le souffle diastolique s'atténue et disparaît presque complètement, et cette atténuation ou disparition est en rapport avec la gravité de l'état général, avec la diminution considérable de la tension artérielle. Car, dans la maladie de Vieussens-Corrigan, l'intensité du souffle n'est pas seulement gouvernée par la force du myocarde, mais aussi et surtout par la pression aortique (1).

---

(1) On doit dire « maladie de Vieussens-Corrigan », et non « maladie de Corrigan », parce que j'ai démontré, il y a plusieurs années, que, plus d'un siècle avant Corrigan, l'insuffisance aortique avait été parfaitement décrite par Vieussens. — H. H.

Alors, direz-vous dans ce cas, que la maladie n'est pas grave ?

Au sujet du rétrécissement mitral, Potain avait tenté d'établir trois degrés basés seulement sur un phénomène acoustique. Lorsque, disait-il, le dédoublement de la base est à précession aortique, il s'agit du premier degré ; lorsqu'il y a seulement accentuation du second bruit pulmonaire sans dédoublement, c'est le second degré ; lorsque survient un dédoublement à précession pulmonaire, la maladie passe au troisième degré. Pour bien vous faire comprendre ces faits, il faut vous rappeler que le dédoublement du second bruit à la base — un des signes les plus constants du rétrécissement mitral — est dû à la différence assez considérable entre les tensions pulmonaire et aortique, et il en résulte alors que les valvules aortiques et pulmonaires ne se ferment pas en même temps. Quand les premières se ferment avant les secondes, on dit que le dédoublement est à précession aortique ; dans le cas contraire, il est à précession pulmonaire, ce qui serait l'indice d'une lésion grave au troisième degré, paraît-il.

Eh bien, Messieurs, je vais vous faire comprendre que ces finesses d'auscultation n'ont pas une grande importance, qu'en tout cas Potain s'est trompé en établissant une confusion entre *l'intensité* d'une lésion et la *gravité* d'une maladie, cette gravité se reconnaissant beaucoup mieux par la constatation des troubles fonctionnels que par celle des signes physiques. Voici la preuve de ce que j'avance :

Dans mon Traité des maladies du cœur (tome III page 727), j'ai rappelé plusieurs faits où l'on avait constaté le rétrécissement des trois orifices, mitral, aortique et tricuspidien chez les mêmes sujets (faits de Luton, Broadbent, H. Barth, H. Huchard) avec une survie assez longue, et dans l'observation de mon collègue H. Barth (*Soc. méd. des hôpitaux*, 1893), il est dit même que la malade a succombé incidemment à une broncho-pneumonie plutôt qu'aux suites directes de sa maladie cardiaque. Sans doute, dans ces cas et principalement dans le dernier, on peut admettre que ces lésions se sont compensées réciproquement, mais il est plus juste de dire qu'ici l'adaptation de tout le système vasculaire l'a emporté sur la compensation. Il n'y a pas encore — ai-je ajouté — d'observations d'une quadruple sténose des orifices du cœur ; mais, si le fait venait à se produire, il est indubitable que ces lésions si considérables pourraient atteindre tous les appareils valvulaires comme si elles n'existaient pas, puisque le débit sanguin serait considérablement diminué à la fois dans la grande comme dans la petite circulation. Ce fait a été en partie réalisé dans un cas déjà ancien dû à Andral, et dans un autre plus récent d'étroitesse congénitale de l'aorte et de l'artère pulmonaire (1). Alors dans les cas de rétrécissements très serrés des trois orifices mitral, tricuspidien et aortique, l'anatomo-pathologiste aura le droit de dire que la lésion est considérable, et il appartiendra au seul clinicien d'affirmer que la maladie est plus ou moins grave. Du reste, l'exemple du rétrécissement mitral des artério-scléreux, caractérisé par des signes physiques au minimum et par des troubles fonctionnels au maximum, va démontrer formellement que ceux-ci ont une importance primordiale dans l'histoire clinique des cardiopathies artérielles.

II

Il y a trois sortes de rétrécissements mitraux. L'un est pur, congénital, presque toujours spécial à la

---

(1) H. Claude, *Soc. anat.* 1896.

femme, d'origine assez souvent hérédo-syphilitique
ou hérédo-tuberculeuse ; l'autre, d'origine rhumatismale, souvent associé à l'insuffisance auriculo-ventriculaire ; le troisième, d'origine artério-scléreuse, que
j'ai contribué à faire connaître, et dont vous trouverez des observations intéressantes dans la thèse de
mon élève le Dr Blind (1). On l'a cru et on le croit
encore très rare, quelques-uns en nient même l'existence, pour une raison facile à comprendre : c'est
une maladie latente par les signes physiques, et
bruyante par l'intensité des troubles fonctionnels.
Je dis que c'est une maladie moins rare qu'on le
pense ; on la méconnaît parce qu'on ignore ses
symptômes, et l'on passe bien souvent à côté d'elle
sans la voir. Voyons donc les raisons pour lesquelles
les signes physiques de cette sténose restent absents
ou à peine appréciables.

Tout-à-l'heure je vous ai dit que le dédoublement
du second bruit dans· cette maladie a une grande
importance au point de vue du diagnostic, d'autant
plus que les dédoublements physiologiques dont on
a tant parlé, n'existent pas. Or, il se trouve que ce
dédoublement est absent dans une grande partie de
l'évolution de la sténose mitrale des artério-scléreux.
Pourquoi ? Vous allez le comprendre très facilement.

Il est entendu que ce signe est dû au grand écart
existant entre les tensions pulmonaire et aortique,
la première étant toujours très augmentée dans la
sténose mitrale d'origine congénitale ou rhumatismale. Par conséquent, tout ce qui tendra à rapprocher en intensité ces deux tensions, devra faire disparaître ce dédoublement. Or, que se passe-t-il dans le

---

(1) BLIND : Le rétrécissement mitral des artério-scléreux,
Thèse de Paris, 1894.

rétrécissement mitral des artério-scléreux ? Par le fait de la sténose valvulaire, la tension pulmonaire est beaucoup augmentée, et par le fait de la sclérose artérielle surajoutée à la lésion valvulaire, la pression aortique est aussi surélevée. Par conséquent, les deux tensions pulmonaire et aortique vont presque s'égaliser, d'où tendance à la fermeture simultanée des deux soupapes, et à la production d'un seul bruit diastolique.

Dans le rétrécissement mitral pur ou rhumatismal, on constate un bruit de roulement ou de râpe présystolique, et il est à remarquer que cette maladie est caractérisée par une grande variabilité des signes physiques, puisqu'on peut entendre un jour le rythme mitral complet, avec léger ronflement diastolique et roulement présystolique, claquement d'ouverture de la mitrale et claquement de fermeture, dédoublement du second bruit, tandis qu'un autre jour, seul de ces nombreux signes physiques, subsiste le dédoublement du second bruit. Ces variations symptomatiques résultent le plus souvent de l'état d'accélération ou de ralentissement des mouvements cardiaques, et c'est ainsi que la tachycardie atténue ou fait disparaître la plupart de ces signes. Cette tachycardie est de règle dans le rétrécissement artério-scléreux, et c'est ainsi que le ronflement diastolique avec bruit présystolique s'entend à peine.

L'arythmie palpitante dont je vous ai déjà parlé, est un symptôme très fréquent du rétrécissement mitral des artério-scléreux. Or, elle a pour résultat de masquer le bruit de galop, et même le bruit de roulement présystolique du rétrécissement mitral.

Alors, s'il ne reste plus ou presque plus aucun signe physique, comment arriverez-vous à reconnaître cette maladie ? Sans doute, la chose n'est pas toujours facile, mais elle n'est pas impossible.

Tout d'abord, si vous parvenez à abaisser la tension aortique par le repos, le régime alimentaire et tous les agents de la médication hypotensive, vous arriverez à faire reparaître de temps en temps, quoique à un faible degré, le dédoublement du second bruit.

Ensuite, en ralentissant les battements du cœur par le repos et la digitale, vous pourrez faire reparaître encore le roulement présystolique et le ronflement ou grondement diastolique.

Mais, comme dans toutes les cardiopathies artérielles, les troubles fonctionnels ont ici une importance capitale.

Par elle-même, la sténose mitrale est très dyspnéisante ; elle l'est encore davantage lorsque l'artériosclérose lui est surajoutée. Donc, dans le rétrécissement mitral artério-scléreux, la dyspnée est à la fois mécanique et toxique : mécanique par le fait de la sténose auriculo-ventriculaire qui équivaut à une ligature incomplète des veines pulmonaires, et toxique par le fait de l'artério-sclérose. Vous ferez disparaître la dyspnée toxique par le régime lacté exclusif, et quelques jours après vous atténuerez beaucoup la seconde sans jamais la faire disparaître, par la digitale. Les mensurations de la capacité respiratoire que nous avons faites à ce sujet, avec le spiromètre à eau de Dupont, et que nous avons contrôlées dans notre service avec le concours de M. Charlier, par l'ingénieux procédé chimique de Gréhant, ont presque la valeur d'une expérience.

Puis, dans ce rétrécissement mitral artério-scléreux, vous trouverez d'autres accidents que vous ne rencontrez jamais dans la sténose mitrale pure, parce que ces accidents sont liés au développement de l'artério-sclérose sur de nombreux organes : angine de poitrine par coronarite, œdème aigu du

poumon par aortite et néphro-sclérose, polyurie
que Willis et Gendrin avaient notée dans le
cours de certains rétrécissements mitraux sans en
connaître la cause réelle qui réside dans la complication rénale, albuminurie légère pour la même raison, hémorrhagies cérébrales, alors que les embolies sont plus fréquentes dans les deux premières
formes du rétrécissement mitral, arythmie palpitante, etc.

Ainsi, cette sténose mitrale des artério-scléreux si
souvent méconnue, prend une grande importance.
Elle est d'un pronostic grave pour deux raisons :
à la fois maladie cardiaque et maladie artérielle,
elle présente les dangers des deux hypertensions pulmonaire et aortique.

Comme je le disais, il y a plus de dix ans, dans un
chapitre que vous me permettrez de vous reproduire
au sujet des « notions générales sur le traitement
des maladies de l'appareil circulatoire » (*Thérapeutique appliquée*, Paris 1896), la sténose mitrale
des artério-scléreux, maladie hybride, est faite de
contrastes.

Le rétrécissement mitral pur atrophie ou rétracte
le ventricule gauche ; l'artério-sclérose qui lui est
surajoutée tend à l'hypertrophier. L'affection valvulaire aboutit à la dilatation et à l'hypersarcose du
ventricule droit ; l'affection artérielle est sans action
sur lui. Le pouls de la première maladie est petit et
dépressible avec tension artérielle au minimum ;
celui de la seconde est serré, concentré et cordé avec
une tension artérielle au maximum. Siège de l'hyper
tension vasculaire dans la petite circulation chez le
mitral ; dans la grande, chez le scléreux. Dans la sténose mitrale, le cœur « est réglé pour un petit travail » ; dans la sclérose artérielle, le cœur a un gros
travail à effectuer. Là, retrait de l'aorte ; ici, dilata-

tion aortique. Terminaison fréquente par cachexie veineuse dans celle-là; terminaison possible par cachexie artérielle dans celle-ci.

Ces deux affections, parfois associées, paraissent s'exclure; elles sont antagonistes, mais non compensatrices; elles s'associent pour s'aggraver, non pour s'atténuer; les signes physiques sont diminués, effacés par les signes physiques de l'autre; mais, l'hypertension vasculaire dans le poumon s'ajoutant aux effets de l'hypertension dans tout le système aortique, il en résulte, au contraire, des conséquences graves avec lesquelles la thérapeutique aura de bonne heure à compter.

Car, l'atténuation des signes physiques est loin de commander celle des troubles fonctionnels. Dans le rétrécissement mitral des artério-scléreux, la dyspnée, l'arythmie cardiaque, l'angine de poitrine coronarienne, les hémorrhagies cérébrales, une albuminurie souvent légère (quoique d'une grave signification puisqu'elle est liée à la sclérose rénale concomitante et nullement à des poussées asystoliques) deviennent des éléments sévères de pronostic. Au point de vue thérapeutique, cette question a un grand intérêt, et en présence d'un de ces malades atteints d'oppression intense, on ne verra pas seulement le rétrécissement mitral, maladie dyspnéisante par elle-même, on ne verra pas seulement une dyspnée mécanique résultant d'un état congestif du poumon dû à une sorte de ligature des veines pulmonaires, mais on pensera à la dyspnée rénale ou hépatique, d'origine toxique et alimentaire, d'où une médication spéciale par l'alimentation et le régime lacté ou lacto-végétarien.

Voilà une maladie hybride bien singulière, dans laquelle l'atténuation des signes physiques d'une lésion accentue les troubles fonctionnels de l'autre, et quoique toutes deux aient le même siège. Elle a dû passer inaperçue, et ses indications thérapeutiques ont été non moins souvent méconnues.

III

Arrivons à l'insuffisance aortique.

Dans tous vos livres, vous lirez que c'est une maladie grave, parce qu'elle expose à la mort subite.

Oui, cela est vrai ; mais pas pour toutes les insuffisances aortiques.

Autrefois, Morgagni, puis Hodgson dans son « Traité des maladies des artères et des veines », en 1819, ont décrit la dilatation de l'aorte et l'aortite chronique. Puis Stokes, vers 1858, a entrevu deux espèces d'insuffisances aortiques : l'une chez les jeunes, après une « cardite rhumatismale »; l'autre survenant de 30 à 50 ans, non franchement inflammatoire d'après lui, par dépôt de matières athéromateuses, « résultat d'un état pathologique de l'organisme entier ». Puis, en 1873, Peter insiste très judicieusement sur les différences symptomatiques qui séparent l'insuffisance « endocarditique » de l'insuffisance « endartéritique », celle-ci survenant surtout chez « les goutteux, les surmenés, les libertins, les ivrognes et les tabagiques ». Il écrit cette phrase : « Dans cette dernière insuffisance, c'est l'aortite qui fait tout le mal ; l'aortite détermine la névrite du plexus cardiaque qui donne lieu, d'une part à des accès de dyspnée, et d'autre part à des accès d'angine de poitrine. » De cette notion résultait un traitement par les révulsions locales, par les cautères, les pointes de feu, l'iodure dont on abuse tant, par l'arsenic, et même par la teinture de colchique lorsque l'aortite est d'origine goutteuse.

Or, Peter est parti d'un principe juste pour ne

voir que la moitié de la vérité et pour commettre beaucoup d'erreurs. D'abord, la notion étiologique ne commande pas ici la médication, et on ne guérit pas plus une aortite goutteuse par la colchique qu'on ne guérit sûrement une affection parasyphilitique par le mercure ou même par l'iodure. Puis, ce n'est pas l'aortite qui fait tout le mal dans l'insuffisance aortique que j'appelle *artérielle* pour l'opposer à l'insuffisance aortique endocardique d'origine rhumatismale : c'est le rein qui fonctionne mal et qui favorise de bonne heure la production d'accidents toxiques ; c'est la lésion des artères, c'est l'artérite plus ou moins généralisée qui fait tout le mal. La maladie est au cœur, mais le danger est aux artères, il est au rein surtout ; et lorsqu'un artériel présente un souffle systolique à la pointe, je dis et j'affirme que ce souffle n'a qu'une importance secondaire parce que ce malade est mitral par le souffle, artériel par la maladie. Je dis encore qu'il y a deux sortes d'insuffisances aortiques : l'une de nature endocardique et d'origine rhumatismale, dans laquelle la lésion valvulaire constitue toute la maladie ; l'autre, artérielle et non pas seulement aortique, dans laquelle la maladie artérielle domine la lésion ; affection localisée dans un cas, généralisée dans l'autre. Aussi, quelles différences cliniques les séparent !

Dans la seconde, hypertension artérielle plus ou moins accusée avec toutes ses conséquences ; souvent angine de poitrine vraie par coronarite ou aortite péri-coronarienne, d'où la continuelle menace de mort subite ; accidents toxiques constants, vertiges, dyspnée toxi-alimentaire, œdème aigu du poumon, albumine, etc., par suite de l'insuffisance rénale.

Dans la première, c'est-à-dire dans l'insuffisance aortique endocardique d'origine rhumatismale, ni dyspnée, ni angor pectoris, ni œdème aigu du poumon, ni crainte de mort subite, maladie longtemps silencieuse par les troubles fonctionnels, aussi peu dyspnéisante que l'autre l'est d'emblée et avec une sévère intensité; maladie dans laquelle prédominent les complications d'ordre mécanique, tandis que dans l'insuffisance artérielle le rôle de l'intoxication est prépondérant. Cela est si vrai que l'on peut voir une insuffisance aortique rhumatismale du jeune âge s'artérialiser en quelque sorte à un âge plus avancé, de 45 à 60 ans, par le fait de la goutte, de l'alimentation ou d'autres causes encore, déterminant avec l'évolution de l'artério-sclérose toutes les complications toxiques que nous venons de signaler.

Cette distinction clinique s'applique à toutes les lésions valvulaires, par exemple à l'insuffisance mitrale, ce qui prouve qu'ici encore, lorsque la maladie est artérielle, ce n'est pas l'aortite qui fait le mal, comme disait Peter.

A la dernière séance, je vous ai montré deux malades de la salle des femmes : l'une âgée de 40 ans environ avec une insuffisance endocardique d'origine rhumatismale, arrivée à la période asystolique marquée par une dyspnée relativement modérée; l'autre, âgée de 63 ans, avec une insuffisance mitrale peu accentuée, un souffle systolique beaucoup moins fort, mais en l'absence d'hyposystolie avec une dyspnée extrêmement intense que nous avons fait disparaître rapidement à l'aide du régime lacté, puis lacto-végétarien, alors que chez la première malade la digitaline a fait tous les frais de la médication.

Relativement à l'insuffisance mitrale, voilà une distinction clinique qui n'a pas encore été faite, et il y a là une omission des plus regrettables. C'est même une erreur clinique qui se double d'une erreur anatomique. Car, depuis longtemps j'ai dit que le système artériel commence à la grande valve mitrale dont le plancher se continue en quelque sorte avec les valvules sigmoïdes de l'aorte, de sorte que les lésions scléreuses de celles-ci se propagent naturellement vers la grande valve, alors simultanément atteinte ; de sorte que dans certains cas on peut entendre un souffle que j'ai appelé *mitro-aortique* parce qu'il existe aussi bien à la base qu'à la pointe, en raison même de l'altération concomitante des valvules aortique et mitrale dont la grande valve appartient au système artériel, tandis que la petite valve fait [suite à l'endocarde. Ce fait a été ensuite démontré au double point de vue anatomique et physiologique par mes deux anciens internes MM. Weber et Deguy dans leur excellente étude sur la région mitro-aortique (1).

Tout ce que je viens de dire est applicable encore au rétrécissement aortique endocardique d'origine rhumatismale et au rétrécissement aortique artériel, celui-ci beaucoup plus fréquent.

Nous pouvons maintenant aborder rapidement dans une vue d'ensemble l'évolution clinique des cardiopathies artérielles.

IV

J'ai décrit quatre types principaux de cardiopathies artérielles : la forme *myo-valvulaire* dont je viens de vous parler au sujet des insuffisances aortique et mitrale de nature artérielle, cette désignation servant à démontrer que toujours le muscle est atteint en même temps ou même avant l'appareil valvulaire ; la forme *cardio-rénale* dans laquelle tantôt le rein est atteint avant le cœur, tantôt le cœur avant le rein ;

____

(1) WEBER et DEGUY. *Archives de médecine expérimentale et d'anatomie pathologique*, 1897.

la forme *cardio-bulbaire*, ou maladie de Stokes-Adams
que l'on a voulu bien à tort dans ces derniers temps
rattacher à une lésion du faisceau auriculo-ventriculaire de His, sans songer qu'on ne pouvait expliquer par là les symptômes syncopaux et épileptiformes, pas plus que les complications rénales,
toujours si fréquentes, comme dans toutes les cardiopathies artérielles ; la forme *tachy-arythmique* dans
laquelle l'arythmie est un symptôme presque toujours
irréductible.

Comme je l'ai démontré encore depuis de longues
années, on doit reconnaître à ces cardiopathies trois
périodes principales : la première est *artérielle*, elle
est constituée par des accidents toxiques parmi lesquels déjà la dyspnée toxi-alimentaire encore peu accentuée, souvent par un degré plus ou moins accusé
d'imperméabilité rénale, cette intoxication et cette
imperméabilité rénale produisant l'hypertension artérielle, le plus souvent sans lésions au moins appréciables par l'investigation clinique. C'est ce premier
stade que j'ai désigné et étudié sous le nom de *présclérose* ; il est très utile à connaître, puisqu'alors en
combattant l'intoxication et l'imperméabilité rénale,
et non pas seulement l'hypertension artérielle qui est
un effet, on peut arriver à la guérison de la maladie,
comme je l'ai démontré encore dernièrement à
l'Académie de médecine, le 15 janvier dernier, dans
une communication sur le traitement de la présclérose.

Mais, au point de vue thérapeutique, n'oubliez
jamais que l'intoxication domine toute l'histoire
pathologique des cardiopathies artérielles; elles commencent par l'intoxication, elles continuent par l'intoxication, elles finissent par l'intoxication. De sorte
que s'attaquer à un seul symptôme, à l'hypertension,

c'est commettre une grave erreur : c'est combattre un effet avant de viser la cause, c'est croire que l'on peut guérir une maladie en cherchant à faire disparaître un symptôme, toujours d'une façon temporaire.

Plus tard, la maladie entre dans la période *cardio-artérielle*, lorsque la lésion artérielle, de périphérique devient cardiaque, et lorsqu'elle atteint le myocarde lui-même. Mais il ne faut pas oublier qu'il est des cas où d'autres scléroses viscérales, celles du rein et du foie par exemple, précèdent celle du cœur.

Enfin, la troisième et dernière période, *mitro-artérielle*, est caractérisée par la dilatation des cavités cardiaques et des orifices correspondants. C'est ainsi que la maladie artérielle se mitralise avec une tendance à l'hypotension vasculaire, à l'hyposystolie d'abord, à l'asystolie ensuite, mais toujours compliquée de phénomènes toxiques, d'où le nom de *toxi-asystolie* que je lui ai donné, pour bien démontrer que la thérapeutique doit obéir toujours à deux indications thérapeutiques visant à la fois le rein et le cœur, l'insuffisance de ces deux organes, l'intoxication et l'asthénie cardio-vasculaire.

Les différences entre les cardiopathies valvulaires et les cardiopathies artérielles se poursuivent dans l'étude des causes. Pour les premières, la principale cause est le rhumatisme, quoiqu'on puisse invoquer d'autres maladies infectieuses, beaucoup plus rares. Pour les secondes, les causes sont nombreuses, et c'est ce qui explique leur extrême fréquence. Parmi elles, il convient de signaler la *goutte*, qui est aux artères ce que le rhumatisme est au cœur ; l'hérédité sous la forme d'*aortisme héréditaire* que j'ai fait connaître ; le *saturnisme*, peut-être l'*alcoolisme* et la *syphilis*, mais le plus souvent le *régime alimentaire* sous forme de régime carné intensif dont j'ai montré les méfaits sur le système artériel en introduisant dans l'organisme des toxines éminemment vaso-constrictives. A la *ménopause*, certaines femmes, prédisposées d'ailleurs par leurs antécédents, deviennent artério-scléreuses et aortiques. Pourquoi? C'est probablement parce que les fonctions ovariennes, promptement supprimées, privent l'organisme d'un frein hypotenseur, s'il est vrai, comme l'a dit Livon (de Marseille), que l'ovaire est doué de propriétés hypotensives. Cette explication, que je donne pour ce qu'elle vaut, semblerait cependant confirmée par les bons effets que j'ai constatés sous l'influence de l'opothérapie (mieux appelée organothérapie) ovarienne.

On a dit que l'artério-sclérose pouvait être une des suites éloignées de certaines maladies infectieuses aiguës, comme la fièvre typhoïde. Je ne nie pas le fait, mais je puis affirmer que je ne l'ai jamais constaté.

V

Il m'est impossible d'étudier complètement l'évolution clinique des cardiopathies artérielles, dont vous trouverez la longue description dans les deux premiers volumes de mon Traité des maladies de cœur et de l'aorte. Mais l'énoncé des quatre lois cliniques suivantes que j'ai établies, vous permettra de comprendre cette évolution :

1° L'artério-sclérose du cœur, comme l'artério-sclérose généralisée, étant l'effet et non la cause de l'hypertension artérielle provoquée elle-même par l'intoxication, est caractérisée pendant la plus grande partie de son évolution clinique, par les symptômes relevant de ces deux faits ; d'où l'indication de combattre l'intoxication d'abord, c'est-à-dire la cause, l'hypertension ensuite, c'est-à-dire l'effet.

2º Dans l'artério-sclérose, sous l'influence des sténoses artérielles, organiques par endartérite, fonctionnelles par spasme vasculaire, tous les viscères et appareils sont en imminence continuelle de fatigue ou de méiopragie; d'où l'indication de mettre les organes au repos.

3º L'insuffisance rénale est un symptôme précoce et constant des cardiopathies artérielles; d'où l'indication de leur traitement rénal dès le début.

4º Les cardiopathies artérielles commencent, continuent et finissent par l'intoxication; d'où l'utilité du traitement antitoxique à toutes les périodes de la maladie.

Ces quatre lois sont très importantes, non seulement pour vous faire connaître rapidement l'évolution clinique des cardiopathies artérielles, mais aussi et surtout pour vous permettre de comprendre les principales indications thérapeutiques. Celles-ci sont très utiles à discerner dans une maladie que vous pouvez non seulement réduire au silence dès le début, mais encore beaucoup améliorer aux dernières périodes à l'aide d'une médication rationnelle que j'étudierai bientôt avec vous.

Après avoir exposé en quelques mots, pas aussi longtemps que je l'aurais dû et voulu, le tableau clinique de ces cardiopathies artérielles si importantes par leur fréquence et leurs complications, après vous avoir parlé de cardiopathies qui se terminent souvent par l'aggravation des symptômes et par la mort, je vais vous entretenir des maladies fonctionnelles et des fausses maladies du cœur qui guérissent presque toujours, comme de ces fausses angines de poitrine qui disparaissent le plus souvent... malgré la médecine et malgré les médecins.

Fausses cardiopathies
Maladies fonctionnelles du cœur

Avec une apparence de raison, on a dit : il n'y a pas de fausses maladies, il n'y a que de faux diagnostics. Cela est vrai. Mais, c'est précisément parce qu'il y a des faux diagnostics, qu'il importe d'en parler et de faire connaître aux praticiens les erreurs qu'ils peuvent commettre tous les jours. Ces erreurs sont très nombreuses et l'on regarde fréquemment comme atteints d'une cardiopathie organique, des sujets qui ne présentent que de simples troubles fonctionnels. On abuse de la myocardite que l'on voit un peu partout, on a une tendance à croire que les maladies du cœur sont limitées aux lésions valvulaires ou myocardiques, et l'on ne tient pas un compte suffisant des troubles d'innervation cardiaque, de même que l'on attribue trop souvent au cœur certains états tachycardiques ou arythmiques de nature réflexe ou toxique, ou encore d'origine purement thyroïdienne.

La leçon d'aujourd'hui voudra faire justice de ces exagérations et de ces erreurs.

I

Au sujet des *palpitations*, deux affirmations contraires ont été émises, comme cela survient souvent en médecine, puisque derrière Hippocrate il y a toujours un Galien qui veille.

Ainsi, Gendrin disait que les « palpitations surviennent comme symptômes de la plupart des maladies du cœur. » Il avait tort, et malheureusement son erreur a encore cours aujourd'hui, non seulement parmi les malades, mais aussi parmi les médecins. Mais, Laennec qui ne s'est presque jamais trompé, n'était pas de cet avis, puisque d'après lui, « les palpitations sans lésions organiques sont souvent plus incommodes que les autres, » et dès 1749, Sénac avait dit de son côté : « Les palpitations surviennent surtout dans les maladies où il n'y a aucun vice du cœur. »

Telle est la vérité, et quoique la chose de prime abord puisse sembler extraordinaire, dans plus de la moitié des cas les palpitations ne sont pas symptomatiques d'une affection du cœur. Quand vous voyez un malade venir s'en plaindre à vous sans accuser d'autres symptômes, vous pouvez déjà penser qu'il n'a pas une réelle maladie du cœur, qu'il n'a que des palpitations toxiques, réflexes ou anémiques, en l'absence de toute lésion organique.

Il y a une quinzaine d'années, une jeune femme très mondaine arrive en coup de vent dans mon cabinet et me regardant bien en face : « Docteur, — me dit-elle — j'ai une affection du cœur, je sais à l'avance que vous me direz le contraire ; mais je souffre de palpitations incessantes, extrêmement pénibles, et je n'ai aucun doute sur la gravité de mon état. » Après l'avoir examinée de mon mieux et après avoir constaté de la façon la plus formelle qu'il n'y avait aucune affection du cœur, valvulaire ou autre, je lui affirmai qu'il s'agissait de palpitations nerveuses, et je lui prescrivis d'une façon un peu banale, je dois

le dire, l'inévitable bromure de potassium et le non
moins inévitable valérianate d'ammoniaque.

A vrai dire, je n'étais satisfait ni de mon diagnostic
ni de mon traitement, lorsque j'avisai un carnet
que la malade avait laissé sur mon bureau. Je lui
demandai la permission de parcourir ce carnet de
visites, et je vis que celles-ci étaient au nombre d'une
douzaine dans la journée. Elle m'apprit qu'à chacune
de ces visites, presque tous les jours elle mangeait des
gâteaux et buvait une ou deux tasses de thé. « Hé
bien, lui dis-je, les gâteaux n'ont peut-être qu'un
inconvénient, celui de gâter votre estomac ; mais le
thé que vous prenez avec exagération est pour moi la
cause de ce que nous appelons l'éréthisme cardiaque
et de vos palpitations. Cessez pendant quelques mois
vos trop nombreuses visites, abandonnez l'abus du
thé, et tout cela disparaîtra sans aucun médicament. »

Chose extraordinaire, elle tint compte de ma prescription, et quelques mois après, elle revint me
dire toute joyeuse que j'avais bien vu, puisque ses
palpitations si rebelles jusque-là, avaient presque
complètement cessé.

Je n'avais pas un grand mérite à la chose, parce
que je savais que le *théisme* détermine souvent un
état d'éréthisme cardiaque très accusé, ainsi que
l'ont démontré Percival dès 1817 et Stokes beaucoup
plus tard. En Amérique, Morton (de New-York) et
Bullard (de Boston) ont décrit la « maladie des dégus-
tateurs de thé » caractérisée par de l'insomnie, de la
surexcitation cérébrale, de la céphalalgie, quelques
hallucinations, des troubles dyspeptiques, surtout
par des palpitations et un état particulier de neurasthénie. Il faut y ajouter encore, comme j'en ai signalé
quelques exemples après Stokes, des manifestations
pseudo-angineuses qui peuvent en imposer à tort
pour une véritable angine de poitrine. Le fait n'a

du reste rien d'étonnant; puisque le thé renferme plus de deux pour cent de caféine, tandis que le café n'en contient que 0,20 à 0,80.

Ceci m'amène à parler des palpitations bien connues par abus du *café*. A ce sujet, je me rappelle toujours que dans l'année de préparation de mon internat, je prenais beaucoup de café dans la journée pour me permettre de travailler davantage pendant la nuit. Il en était résulté des accidents de *caféisme* bien étudiés par Guelliot (de Reims) en 1885, ensuite par Max Cohn en Allemagne. Ces accidents sont caractérisés par un léger tremblement des membres, par de l'angoisse précordiale, des palpitations fréquentes, quelques nausées, surtout par des troubles vaso-moteurs consistant en sueurs abondantes et profuses.

Je n'insiste pas sur cette cause bien connue d'éréthisme cardiaque et de palpitations toxiques.

Le *tabac* est un poison du cœur ou plutôt et surtout des vaisseaux, à ce point que j'ai pu dire qu'il est comme la strychnine du système vasculaire. En effet, il a été démontré par Cl. Bernard, que la nicotine détermine une vaso-constriction extrêmement accusée. Sur les différentes branches du pneumogastrique elle détermine encore des troubles circulatoires, gastriques et respiratoires. Au cœur, on voit naître des palpitations, de l'arythmie, de la tachycardie, de l'angine de poitrine fausse ou vraie : palpitations par vaso-constriction périphérique ou d'origine réflexe due aux troubles gastriques; arythmie et tachycardie par atteinte portée à l'innervation du nerf vague; pseudo-angine de poitrine pour les mêmes causes; angine de poitrine vraie par spasme des coronaires ou même par sclérose de ces vaisseaux. Car, j'ai pu distinguer trois sortes d'angine de poitrine tabagique : une pseudo-angine d'origine stomacale *(a. gastro-tabagique)*; une angine vraie, grave par spasme des coronaires (*a. spasmo-tabagique*); une angine plus grave encore, heureusement très rare, par sclérose de ces mêmes vaisseaux (*a. scléro-tabagique*). Dans les deux derniers cas, le pronostic est sévère, puisque la mort subite peut en être la terminaison.

Quand on constate chez un sujet des palpitations, on a l'habitude de chercher trop souvent dans le cœur l'origine de celles-ci. Nous savons déjà qu'elles sont souvent *d'ordre réflexe* et que la meilleure manière de les faire disparaître est de diriger la thérapeutique du côté des fonctions gastro-intestinales plus ou moins troublées. Donc, la médication doit viser avant tout l'estomac, le foie ou l'intestin.

D'autres fois, les palpitations sont d'*origine vasculaire*, dues à un état de vaso-constriction périphérique contre lequel le cœur lutte en palpitant. A ce sujet, je vous rappelle l'histoire rapportée par mon interne Milhiet, dans le Journal des Praticiens en 1898, relative à une jeune femme âgée de 28 ans environ, souffrant de palpitations intenses contre lesquelles ni la digitale, ni aucun des médicaments cardiaques, ni aucun des médicaments dirigés contre des troubles hypothétiques de l'estomac et de l'intestin n'étaient parvenus à modérer l'intensité. En examinant plus attentivement cette femme, je me suis aperçu qu'elle était atteinte d'une vaso-constriction périphérique considérable confinant à la syncope locale des extrémités et caractérisée par des vertiges fréquents, par des accès de pâleur des membres supérieurs et inférieurs sur lesquels se montraient de temps à autre des marbrures plus ou moins accentuées, par de la polyurie, par un état paroxystique d'hypertension artérielle. Chez cette femme, le cœur central souffrait par le cœur périphérique en état de vaso constriction ; et alors, en instituant la médication hypotensive par le régime, par les médicaments vaso-dilatateurs (nitrite d'amyle, trinitrine, tétranitrol, nitrite de soude), par les massages et les frictions sur les membres, nous sommes arrivés à faire disparaître d'une façon assez rapide cette affection rebelle à tous les moyens thérapeutiques.

J'insiste sur ces faits depuis de longues années, et d'autres auteurs les ont également observés sous des noms divers : *dilatation du cœur angiospatique*, d'après Jacob en Allemagne (1895), *pseudo-anémie angiospatique* de Vermehren en Danemark (*Hospitalstidende*, 1902). Dans ces cas, on observe de la pâleur de la face, des vertiges, du refroidissement des extrémités, des palpitations douloureuses, un pouls dur et petit, la sensation d'angoisse due à la cardiectasie consécutive. Alors, la maladie du cœur n'est qu'apparente ; ce n'est pas au cœur central que la thérapeutique doit s'adresser, c'est au cœur périphérique, dont il convient de combattre énergiquement l'état spasmodique.

L'étude de la tension artérielle pendant la *menstruation* m'a conduit depuis longtemps à la conclusion suivante : Augmentation de cette tension pendant les jours qui la précèdent, et surtout lorsque le flux cataménial se produit incomplètement ou difficilement, comme dans certaines dysménorrhées ; chute de cette pression à la fin des menstrues et pendant les jours qui les suivent. Ces faits, que j'ai signalés dès 1889, viennent d'être confirmés à seize ans de distance par les nouvelles recherches de mon distingué collègue Siredey et de son interne Francillon, qui s'expriment presque dans les mêmes termes :

« Les brusques modifications de la pression artérielle consistent en un double phénomène qui se reproduit avec une netteté très concluante : accroissement de la pression artérielle au début de l'époque menstruelle, et abaissement de cette pression au-dessous de la moyenne à la fin de la menstruation (1). »

Ainsi que je le dis dans mon Traité des maladies du cœur, dans les cas où la ménopause s'établit d'une façon anormale et trop rapide, les femmes sont absolument dans la situation de celles qui vont avoir leurs règles. Et c'est ainsi que, privées physiologiquement de l'ovaire, organe hypotenseur, elles peuvent présenter pendant des mois et des années une tension artérielle plus ou moins surélevée. Il en résulte une cause de palpitations, puis d'altérations artérielles aboutissant à l'aortite et à l'artério-sclérose de la ménopause. La première période est fonctionnelle, en l'absence de toute lésion cardio-artérielle.

Stokes, le premier, avait déjà parlé de « palpitations hystériques succédant, chez les femmes, à la cessation physiologique des fonctions utérines ». Mais il n'en avait compris ni l'importance ni le mécanisme, et il attribuait faussement ces troubles fonctionnels à l'hystérie, alors que par une étrange contradiction, il cite par exemple un cas chez une femme de 50 ans « qui jusque-là s'était très bien portée, et n'avait présenté aucun accident hystérique ». Ce n'est que beaucoup plus tard, en 1884, que Clément (de Lyon) a décrit la cardiopathie de la ménopause, sans en reconnaître toutefois les quatre variétés principales : tachycardique, artérielle, névrosique et réflexe, adiposique.

Au début, les palpitations de la ménopause sont d'origine vaso-constrictive. Elles sont dues presque

____

(1) *Société médicale des hôpitaux*, 7 avril 1905.

toujours à l'hypertension artérielle, de sorte que seule, la médication hypotensive est indiquée.

Les accidents cardiaques de la puberté avaient été signalés depuis longtemps déjà par Corrigan, Stokes et Richard Pfaff. Plus tard, Germain Sée a voulu décrire une « hypertrophie cardiaque de croissance », ce qui, constituait une double erreur : d'abord cette hypertrophie n'existe pas, comme je l'ai démontré au Congrès de Lyon en 1894 ; ensuite, les troubles fonctionnels auxquels on a fait allusion, ne sont pas dus à la croissance, puisqu'ils peuvent survenir et surviennent même souvent sous l'influence d'un développement incomplet de l'individu. Stokes ne parlait que des « palpitations de la puberté » sans en connaître la véritable cause. Or, comme je l'ai démontré, chez un grand nombre de jeunes sujets. à cette période de l'existence, on observe assez souvent une déformation du thorax constituée par l'allongement avec diminution du diamètre bilatéral et antéro-postérieur de celui-ci.

Alors, la confusion avec une hypertrophie s'explique. Ce n'est pas le cœur qui se développe trop ; c'est le thorax qui ne se développe pas assez. Le cœur avec un volume normal est donc apparemment trop gros pour un thorax trop petit ; il subit un réel mouvement de descente (ce que prouve l'abaissement de la ligne supérieure de sa matité), sa pointe peut être sentie au-dessous du 5e espace intercostal et donner l'apparence d'un choc plus énergique, en raison du peu d'épaisseur des parois plus ou moins amaigries. Si le jeune homme est anémique et surtout nerveux, ce qui est fréquent, il a des palpitations.

Ce qu'il y a d'intéressant dans cette fausse hypertrophie, c'est qu'elle peut devenir ensuite réelle, comme Auguste Ollivier, en 1884, l'avait indiqué sans en montrer le mécanisme. Le cœur, à l'étroit dans la cavité thoracique, lutte contre cet obstacle d'un nouveau genre ; il palpite et s'hypertrophie ensuite. Donc, reconnaître de bonne heure la fausse hypertrophie du cœur de la puberté, la combattre hâtivement, c'est prévenir l'hypertrophie vraie qui peut survenir à la longue, et si dans les maladies du cœur il faut prescrire le repos, interdire les exercices physiques plus ou moins violents, il importe au contraire dans cette fausse hypertrophie cardiaque de croissance, de faire absolument le contraire. C'est pour cela que j'ai donné la formule suivante : *Développez le thorax, le cœur se dilatera moins*.

Il en est de cette fausse hypertrophie de la puberté comme de celle de la *grossesse* qui avait été décrite autrefois à tort par Larcher. Cette dernière n'existe pas, elle est apparente et non réelle ; elle résulte le plus souvent, surtout dans les derniers mois de l'état gravide, du soulèvement de la voûte diaphragmatique et de la pression consécutive du cœur contre la paroi thoracique.

Ce fait est à rapprocher de la *fausse dilatation du cœur chez les anémiques*.

Dans la chlorose et l'anémie, on a pu signaler, tantôt la petitesse du cœur (Laënnec), tantôt son hypertrophie (Beau, Friedreich), assez souvent sa dilatation (Bamberger, Parrot, Pearson Yrvin, Henschen, etc.).

Ces états divers s'expliquent par les maladies différentes pouvant donner lieu incidemment à l'anémie, et c'est ainsi que dans la sclérose cardio-rénale à type anémique, le cœur gauche a été trouvé hypertrophié.

Mais, dans l'anémie vraie et dans la chlorose,

on peut croire à une dilatation du cœur droit qui n'existe pas. Le fait est dû au soulèvement du diaphragme qui porte la pointe du cœur plus haut et plus en dehors, en sorte que l'organe comme couché par son bord droit sur la voûte diaphragmatique, paraît avoir une matité transversale beaucoup plus grande qu'à l'état normal. Cette erreur, au sujet de la fausse dilatation du cœur chez les anémiques, a été démontrée depuis plusieurs années par les épreuves radiographiques.

Je passe rapidement sur les palpitations réflexes ou toxiques *d'origine gastro-intestinale*, parce qu'elles sont bien connues et qu'elles ont été décrites de main de maître pour la première fois par Sénac qui, dès 1749, leur reconnaissait une triple origine : mécanique, nerveuse, toxique. Il suffit pour l'instant de savoir que l'estomac et le cœur vivent en très mauvaise intelligence, que le premier, malade fonctionnellement ou organiquement, fait souffrir le second au point qu'il existe des gastropathies latentes se manifestant seulement par des palpitations et des troubles fonctionnels du cœur. C'est pour cela que j'ai coutume de dire que la souffrance est au cœur et la maladie à l'estomac. Dans ces cas, la seule manière de faire disparaître ces troubles fonctionnels du cœur est de s'adresser à l'organe provocateur, c'est-à-dire à l'estomac. Mais, contrairement à l'opinion généralement reçue, le cœur droit ne se dilate pas consécutivement aux affections gastriques ; il s'agit encore là, le plus souvent, d'une fausse dilatation cardiaque analogue à celles que je viens de signaler.

Pour terminer l'histoire des palpitations, il me reste à indiquer une autre cause d'erreur. Il vous arrivera souvent de voir des sujets nerveux accuser devant vous la sensation de palpitations plus ou moins douloureuses ou pénibles, alors qu'à l'auscultation vous constatez des battements absolument normaux et calmes. Dans ces cas, appliquez votre doigt au niveau ou au-dessus de la pointe ; immédiatement, une douleur vive se manifeste et le diagnostic est fait. Le cœur vient battre contre une paroi hyperesthésiée par une névralgie intercostale, ses battements sont donc ressentis douloureusement à chaque révolution cardiaque, et c'est ainsi que vous avez affaire à une *fausse palpitation*. Vous ne la guérirez, ni par la digitale, ni par ses trop nombreux succédanés, ni par les médicaments hypotenseurs ou vaso-dilatateurs, mais en vous adressant à la cause provocatrice, à la douleur. Il suffit de quelques pulvérisations de chlorure de méthyle sur ces points hyperesthésiés pour faire disparaître à la fois la cause et l'effet.

II

Il importe de rappeler que le cœur possède deux freins. Le frein vasculaire est constitué par l'élasticité et la contractilité artérielles, et lorsque celle-ci est augmentée, lorsque ce frein est trop serré par la vaso-constriction, il en résulte le plus souvent un état d'hypertension accompagné parfois de palpitations. Le frein nerveux est représenté par le nerf pneumogastrique, et lorsque celui-ci est parésié ou comprimé par des tumeurs diverses, comme par les ganglions trachéo-bronchiques hypertrophiés, il en résulte une simple accélération des battements du cœur ou *tachycardie*, différente des palpitations, lesquelles ne sont autre chose que des battements de cœur douloureusement ressentis.

Comme exemple de cette tachycardie, voici un fait

que j'ai observé il y a longtemps déjà, au moment où l'hypertrophie cardiaque de croissance était admise par la plupart des médecins.

Je voyais un jeune homme qui s'était développé très rapidement, et qui présentait sans cause connue une tachycardie assez prononcée avec hypotension artérielle (130 à 140 pulsations). Appelé en consultation, Germain Sée pensait naturellement à sa fameuse hypertrophie cardiaque de croissance dont je me permis de douter. Du reste, l'examen plus complet du malade fit constater l'existence d'un très léger mouvement fébrile le soir, et en m'appuyant sur d'autres symptômes, sur un amaigrissement notable et progressif, sur une invincible anorexie souvent prémonitoire de la tuberculose, comme le fait a été signalé par Bourdon il y a plus d'un demi-siècle, j'en conclus que la tachycardie avec poussées congestives du poumon et troubles gastriques (trépied morbide du pneumogastrique), était due très probablement à la compression du nerf vague par les ganglions trachéo-bronchiques augmentés de volume. « Ce jeune homme, ai-je dit alors, est tuberculeux par ses ganglions, en attendant qu'il le devienne par ses poumons, s'il ne l'est pas déjà, » diagnostic absolument confirmé par la suite.

La tachycardie précoce de la tuberculose n'était pas inconnue des auteurs anciens, et dans son « Traité des scrofules » en 1780, Lalouette disait : « Dans les dégénérescences ganglionnaires du médiastin, le pouls est petit, fréquent, serré. » Ces faits sont plus fréquents qu'on le croit, et il y a quelques jours, vous avez vu un jeune homme nous arriver avec le diagnostic de maladie du cœur parce qu'il avait un pouls très fréquent. Nous avons cherché et nous avons trouvé une tuberculose pulmonaire commençante. Il est donc vrai d'affirmer avec Hirtz (de Strasbourg) : « Quand un malade a des palpitations, voyez le poumon. » Il avait aussi ajouté : « Quand un malade a de la dyspnée, voyez le cœur. » Il ne savait pas si bien dire, puisqu'il ne connaissait pas à cette époque l'existence de la dyspnée toxi-alimentaire.

Mais prenez garde ! La tachycardie peut devenir par elle-même une cause d'accidents plus ou moins graves, et donner lieu à cette sorte d'*asystolie nerveuse* mal connue que j'ai décrite dès 1879, puis plus complètement en 1893 (1), et qui parfois se termine par la mort subite. C'est ainsi qu'en 1887, à la Société médicale des hôpitaux, Merklen a signalé le fait d'un jeune homme de 18 ans atteint d'adénopathie trachéo-bronchique avec 156 pulsations. Il est mort subitement, après avoir présenté les symptômes de l'asystolie nerveuse (2).

En quelques mots et en opposition avec l'asystolie ou asthénie cardio-vasculaire se traduisant par l'évolution lente et progressive de l'affaiblissement du cœur et des vaisseaux, voici les principaux symptômes de l'asystolie nerveuse : tachycardie souvent extrême jusqu'à l'embryocardie ; arythmie parfois régulière ; dilatation aiguë et consécutive du cœur ; troubles assez fréquents dans la petite circulation (œdème, infarctus du poumon) dont les uns précoces sont dus à la parésie du nerf vague, les autres tardifs sont provoqués par la cardiectasie ; mort rapide ou subite par syncope, tandis que dans l'asystolie cardio-vasculaire la mort lente survient ordinairement par asphyxie ; traitement de celle-ci par les diuré-

---

(1) H. HUCHARD. Paralysie du nerf pneumo-gastrique (remarques sur les synergies morbides du pneumogastrique), *Union médicale*, 1879. L'asystolie nerveuse, *Journal des Praticiens*, 1893.

(2) Voir Thèse de RENAUD : Tachycardie et asystolie dans les compressions du nerf vague, Paris, 1893.

tiques et la digitale, traitement de celle-là par l'électricité, la caféine, la strychnine.

Chez les *alcooliques*, on observe trois formes de tachycardie pouvant en imposer faussement pour une affection du cœur ; elles sont passagères, paroxystiques ou continues. Dans le dernier cas, elles résultent parfois d'une véritable névrite du nerf vague, comme on le voit par une observation déjà ancienne de Déjerine (*Archives de physiologie*, 1887). Mais la tachycardie des alcooliques est rare.

III

Lorsqu'une tachycardie plus ou moins permanente survient dans le cours d'une maladie infectieuse aiguë, ou encore lorsqu'elle est observée chez un sujet d'un certain âge, on est souvent très disposé à porter le diagnostic de myocardite aiguë ou de myocardite chronique. C'est là une exagération doublée souvent d'une erreur, que j'ai signalée dès 1899, au Congrès de médecine de Lille, dans mon rapport sur les myocardites chroniques. Comme je le disais alors, il y a trente ou quarante ans on ne parlait pas assez des maladies du myocarde ; aujourd'hui, on en parle trop, du moins on voit trop souvent la myocardite là où elle n'est pas. C'est pour cette raison que j'ai ouvert sur les *pseudo-myocardites*, un chapitre qui pourrait être également intitulé : abus de la myocardite.

En effet, lorsqu'en 1871 j'ai décrit la myocardite varioleuse, j'étais loin de penser que pour nombre d'auteurs, cette question deviendrait un jour presque doctrinale, que dans toutes ou presque toutes les maladies infectieuses on en viendrait à considérer, ou plutôt à imaginer comme également fréquente et toujours possible, l'inflammation du myocarde.

Au cours d'une fièvre typhoïde ou d'une grippe par exemple, on constate de la tachycardie, une légère arythmie, quelques intermittences avec l'affaiblissement du premier bruit. Alors, on s'empresse d'attribuer tous ces symptômes à l'existence d'une myocardite aiguë, quand il s'agit vraisemblablement de troubles dans l'innervation du cœur, comme Vincent l'a autrefois prouvé en constatant les lésions du plexus cardiaque dans la paralysie du cœur consécutive à la diphtérie (1). Singulière myocardite dont la durée éphémère se terminerait favorablement en quelques jours par la complète guérison ; en tous cas, myocardite bien spéciale dont les symptômes diffèrent essentiellement de ceux que j'ai observés dans le cours de la variole ! Du reste, dès 1882, au Congrès scientifique de La Rochelle, Bernheim (de Nancy) a judicieusement appelé l'attention sur une forme cardiaque de la fièvre typhoïde, dans laquelle « sans altération notable de la fibre musculaire, sans lésions pulmonaires préalables, sans complications autres qui puissent l'expliquer, le cœur se prend quelquefois dès le début, d'autres fois à une période plus avancée de la maladie. »

En 1894, à la Société médicale des hôpitaux, j'ai voulu dénoncer l'abus de la myocardite. En résumé — disais-je alors — « à ne considérer que l'altération de la fibre myocardique dans les fièvres, on peut dire : petites lésions pour de grands effets. Je dis et je répète : petites lésions, parce qu'il m'est arrivé souvent de constater à l'autopsie une dégénérescence à peine accusée de la fibre myocardique à la suite de

---

(1) *Archives de médecine expérimentale* (juillet 1894).

la fièvre typhoïde, alors que des symptômes graves du côté du cœur avaient été observés. Dans ces cas, on avait fait jouer un trop grand rôle à la myosite infectieuse, et pas assez à la névrite qui doit avoir aussi une grande, peut-être la plus grande influence. Dans les fièvres, il n'y a pas que des myosites, que des artérites infectieuses ; il y aussi des névrites infec- tieuses, et celles-ci dans certaines maladies, dans la dothiénentérie et la grippe, peuvent et doivent se localiser sur les appareils d'innervation cardiaque, ce qui est démontré par l'anatomie pathologique et la clinique ».

Dans la grippe, en effet, on observe beaucoup de troubles cardiaques (tachycardie, arythmie, douleurs précordiales), relevant de troubles de l'innerva- tion du cœur, et j'ai démontré (1890 et 1892) à la Société médicale des hôpitaux, que le poison grippal porte son action sur le cœur par l'intermédiaire du bulbe, et surtout du pneumo-gastrique.

N'oublions donc pas qu'un simple trouble dans l'innervation du cœur donne des altérations du rythme cardiaque, des modifications dans l'état de la tension artérielle qui peuvent en imposer pour l'exis- tence d'une myocardite aiguë au cours des maladies infectieuses. Rappelons-nous encore que dans des maladies diverses et surtout dans les maladies chro- niques, le *syndrome myocardique* caractérisé par de la tachycardie, de l'arythmie, un abaissement plus ou moins considérable de la tension artérielle, peu faire croire à une myocardite chronique qui n'existe pas. A ce sujet, voici des faits :

Dans une observation de cirrhose atrophique avec thrombose d'une des veines mésaraïques, les symp- tomes suivants ont été constatés : battements du cœur faibles, tumultueux et irréguliers, avec pulsations avortées, pouls à 120. Notre collègue Rigal pense alors à une myocardite qui n'a pas été confirmée par l'examen microscopique, puisqu'on a seulement trouvé une thrombose d'une des veines mésaraïques (1).

A la période terminale des cirrhoses atrophiques, on observe des troubles circulatoires sur lesquels Murchison a particulièrement insisté : « affaiblissement de la circulation », tachycardie, « flutterings » ou battements du cœur en ailes d'oiseau, hypotension artérielle très accusée. On a voulu toujours expliquer ces divers accidents par l'hépato-toxémie, ce qui peut bien être exact parfois; mais une autre pathogénie doit être aussi invoquée en s'appuyant sur les expériences physiologiques, sur celles de Boerhaave qui eut le premier l'idée de pratiquer la ligature de la veine porte sur un animal, et surtout de Ludwig et de Thiry, de Tappeiner (1873). Après cette ligature, on constate un abaissement considérable de la pression artérielle avec tachycardie et arythmie. L'immobilisation d'une grande masse sanguine dans tout le système porte se traduit, comme l'avait vu Boerhaave, par une coloration violacée de tous les organes d'où la veine porte tire son origine. Cette immobilisation sanguine équivaut à une forte et persistante hémorragie, de sorte que l'animal présente en même temps les signes d'une anémie profonde. Or, les résultats de ces expériences sont réalisés en grande partie dans la pyléphlébite, dans la dernière phase de la cirrhose atrophique, dans la compression de la veine porte.

Dans les diverses affections du cœur arrivées à la décompensation, à la dernière phase du foie cardiaque avec stase les veines intra-abdominales,

____

(1) CHUQUET, *Société anatomique,* 1878.

on prononce quelquefois le mot de « myocardite secondaire », parce que la tension artérielle est très abaissée et que les troubles tachycardiques ou arythmiques ont fait plus ou moins rapidement leur apparition. C'est une pseudo-myocardite, dont le massage abdominal pratiqué de bonne heure et méthodiquement peut avoir raison.

Voici un fait non moins intéressant de pseudo-myocardite : Il y a une dizaine d'années, on vit un gros anévrysme de l'aorte abdominale se compliquer de tous les symptômes de compression de la veine cave inférieure. Parmi ces symptômes on avait signalé une pâleur extrême des téguments (sorte d'anémie aiguë), un abaissement considérable de la pression sanguine, puis des accidents cardiaques caractérisés par des contractions systoliques petites et avortées, par de la tachycardie, enfin par une arythmie des plus accusées. Comme le malade était athéromateux, le diagnostic de « myocardite intercurrente » s'imposait en quelque sorte. Je n'y ai pas souscrit, en m'appuyant sur les effets bien connus de la ligature expérimentale de la veine cave inférieure. Comme pour la ligature de la veine porte, une masse énorme de sang se trouve immobilisée dans la portion sous-diaphragmatique du corps, et alors les centres nerveux, les muscles respiratoires et le cœur se trouvent dans les conditions où l'on aurait placé ces organes si ce sang immobilisé avait été soustrait à l'organisme par une abondante hémorragie. En clinique, les résultats de cette expérience sont presque réalisés dans toutes les compressions de la veine cave, et la tension artérielle diminue énormément jusqu'à l'établissement des voies collatérales, période à laquelle le syndrome myocardique disparaît spontanément.

Souvenez-vous encore qu'à la suite de grandes opérations pratiquées sur l'abdomen (ovariotomie, gros corps fibreux de l'utérus), on a pu observer des troubles circulatoires plus ou moins graves qui n'ont pas leur origine dans le cœur : chute considérable et rapide de la tension artérielle (d'où parfois syncope mortelle), affaiblissement progressif et continu de cette pression avec tachycardie et même embryocardie. Dans ces cas, la thérapeutique ne doit pas s'adresser au cœur; elle doit viser la tension artérielle qu'il importe de relever. Après une opération de cancer du péritoine propagé à l'ombilic, j'ai assisté à la production des phénomènes suivants, comme si le nerf pneumo-gastrique ou ses expansions terminales avaient été intéressés par l'acte opératoire : tachycardie très accusée (160 à 170), abaissement énorme de la tension artérielle, parfois rythme embryocardique, bloc pneumonique gauche sans fièvre (pneumonie du vague), et après un mois mort due à une véritable asystolie nerveuse. On avait cru à une myocardite, et il ne s'agissait que de troubles profonds survenus dans l'innervation du cœur.

Voici une autre forme de pseudo-myocardite qui va nous ouvrir quelques horizons nouveaux :

J'ai vu survenir d'une façon paroxystique, ou se maintenir d'une façon plus ou moins permanente, pendant des mois et même des années, de la tachycardie que l'on rapportait, soit à une tachycardie paroxystique, soit à une myocardite scléreuse. Or, il n'en n'est rien le plus souvent, et dans mes *Consultations médicales* (4ᵉ édition, 1906), voici l'opinion que j'émettais :

En raison des rapports cliniques existant entre le goître exophtalmique et la tachycardie paroxystique, je me suis demandé si ces deux affections n'avaient pas la même origine thyroïdienne et si, même en l'absence de la moindre hypertrophie de la glande thyroïde et d'autres symptômes spéciaux à la maladie de Parry-Graves (1), il n'existerait pas toute une classe de *tachycardies d'origine thyroïdienne* qui s'expliqueraient par un excès de fonctionnement de la glande, soit à l'état paroxystique, soit à l'état continu. J'ai plus de cinquante observations démontrant thérapeutiquement le fait ; car la médication dans ces cas doit viser la glande thyroïde et non le cœur.

C'est là une classe nouvelle de fausses cardiopathies très intéressantes au point de vue pratique.

IV

Les *intermittences cardiaques* sont rarement un signe d'une affection réelle du cœur.

Souvent elles donnent lieu à deux symptômes importants lorsqu'elles sont ressenties par le malade : d'abord une certaine angoisse morale se produisant au moment même de la cessation d'un battement ; ensuite une palpitation « en coup de boutoir », comme je l'appelle, caractérisée par un seul ou plusieurs forts battements cardiaques suivant immédiatement l'intermittence. Ce fait est démontré par les tracés cardiographiques et sphygmographiques indiquant une ligne d'ascension beaucoup plus haute de la pul-

---

(1) Appeler toujours le goitre exophtalmique *maladie de Basedow*, c'est consacrer une erreur historique. Le goitre exophtalmique a été décrit pour la première fois dès 1786 par PARRY qui parle « d'une maladie n'ayant pas été signalée par les écrivains médicaux » et caractérisée par une dilatation du cœur, une augmentation de la glande thyroïde avec pouls à 150. En 1800, un auteur italien, FLAJANI, signale quelques faits, et TESTA (1816) mentionne la coïncidence de la saillie des globes oculaires avec les troubles cardiaques. Enfin, en 1835, GRAVES et MARSH décrivent de nouveau la maladie, plusieurs mois avant BASEDOW.

sation succédant à la pulsation manquante, et cela parce que le cœur a une tendance à l'uniformité de travail, comme le disait Marey. Ce qui le prouve, c'est que sous l'influence d'une excitation électrique ou autre, s'il survient une systole prématurée, la pause diastolique est plus longue et suivie d'une plus forte pulsation, en quelque sorte compensatrice.

Presque toutes les intermittences, vraies ou fausses, conscientes ou inconscientes, survenant souvent par séries, se montrant presque toujours en l'absence de toute lésion du cœur, d'une façon accidentelle ou presque physiologique chez certains individus (puisqu'on a vu ces troubles du rythme cardiaque persister pendant 20 ou 30 années), ne sont en aucune façon l'indice d'une affection du cœur. En raison de l'angoisse morale qu'elles déterminent, on a cru trop souvent à une angine de poitrine qui n'existe pas, de même qu'on a pensé faussement à des palpitations.

Il en est de même des *syncopes* Celles-ci, et les pertes de connaissance, excepté dans la maladie de Stokes-Adams, ne sont jamais symptomatiques d'une cardiopathie réelle. Lorsque vous voyez survenir des accidents syncopaux chez les femmes atteintes d'une affection du cœur, d'un rétrécissement mitral ou d'une autre affection valvulaire, cherchez et vous trouverez toujours la cause dans le système nerveux, dans une hystérie concomitante.

A ce sujet, il faut encore se rappeler que l'association des névroses et des maladies du cœur donne toujours à celles-ci une fausse apparence de gravité, capable de faire commettre une erreur de pronostic. Vous l'avez vu dernièrement à propos de cette femme atteinte de rétrécissement mitral avec des syncopes répétées, des pertes de connaissance, une polypnée

accusée, les trois derniers symptômes dus seulement
à l'hystérie concomitante, et nullement à l'affection
cardiaque. J'ai insisté depuis longtemps sur ces faits
dans la thèse d'un de mes élèves, dans mon Traité des
maladies du cœur et dans mes Consultations médicales (1).

V

La plupart des sujets souffrant de *douleurs cardiaques* ou *précordiales* s'imaginent être atteints d'une
maladie de cœur. Pour les rassurer, j'ai coutume de
leur dire : « Quand vous souffrez de migraine ou de
céphalalgie, il ne vous vient jamais à l'idée que vous
ayez une maladie de la cervelle. Pourquoi donc, dans
tous les cas où vous éprouvez une souffrance quelconque dans la région du cœur, pensez-vous avoir
une affection de cet organe ? » L'argument est presque sans réplique, et les malades que ces douleurs
avaient jetés dans une profonde anxiété morale, sont
plus rassurés.

Les douleurs précordiales, ou « précordialgies »,
étudiées sous cette désignation dans la thèse d'un
de mes élèves (2), sont de diverse nature et surviennent : tantôt par *distension du cœur*, se manifestant alors par la sensation un peu vague de plénitude
précordiale; d'autres fois par suite d'un état de *cardioptose* tout à fait particulier, survenant souvent
après un grand et rapide amaigrissement, spontané
ou provoqué, cardioptose caractérisée par des sensations angoissantes se produisant surtout dans la

---

(1) Huc : Cardiopathies et névroses. *Thèse de Paris*, 1891

(2) Chevillot. Les précordialgies (étude séméiologique sur les
douleurs de la région du cœur). *Thèse de Paris*, 1893.

station verticale ; tantôt par *névralgie* ou *névrite cardiaque*, par névralgie intercostale se manifestant essentiellement par l'augmentation de la douleur due à la pression du doigt sur les points douloureux ; enfin, par *angine de poitrine vraie* ou *coronarienne* dont les douleurs sont provoquées par la marche rapide ou un effort.

Vous savez mon opinion formelle à ce sujet. Au milieu du chaos des théories innombrables des angines de poitrine, théories au nombre de près de 70, j'ai réussi à démontrer après Parry et Heberden dont les travaux datent de la fin de l'avant-dernier siècle, que l'angine de poitrine vraie, celle qui est réellement grave, celle qui se termine presque constamment par la mort subite, est due à l'altération des coronaires. C'est ainsi que dans mon Traité des maladies du cœur et dans d'autres publications datant de vingt années, j'ai réussi à réunir le chiffre imposant de plus de trois cents observations démontrant l'exactitude de cette assertion. Aussi, est-ce avec une vraie stupéfaction que je lis encore cette phrase dans un livre que vous avez presque tous entre les mains : « Il n'y a pas des angines vraies et des angines fausses ; il y a des angines de poitrine qui sont plus ou moins redoutables, mais qui toutes peuvent tuer. Du reste, au point de vue du pronostic, comment affirmer pendant la vie que les artères coronaires sont ou ne sont pas lésées ? »

Autant de mots, presque autant d'erreurs.

Non, toutes les angines de poitrine ne peuvent pas tuer. Il en est qui guérissent, comme je ne cesse de le dire, malgré la médecine et malgré les médecins. Ce sont les pseudo-angines de poitrine que l'on peut toujours et très facilement distinguer de l'angine de poitrine grave et presque constamment mortelle. Il n'y a pas des angines de poitrine, il n'y en a qu'une seule :

l'angine coronarienne, et toutes les autres sont fausses. Et si l'on ne savait pas faire la distinction entre les unes et les autres, je me demande à quoi servirait la médecine. Du reste, je vais vous démontrer rapidement qu'on peut reconnaître dans presque tous les cas si les artères coronaires sont ou ne sont pas lésées, si la sténocardie est ou n'est pas, comme on l'a dit très judicieusement, une claudication intermittente et douloureuse du cœur.

Vous savez en quoi consiste la maladie qu'on observe quelquefois chez l'homme et plus souvent chez le cheval, connue sous le nom de « claudication intermittente par oblitération artérielle des artères iliaques primitives ». Ce syndrome a été bien étudié chez le cheval par Boulay en 1831, par Goubaux en 1836. Quand l'animal marche à une allure modérée, il ne souffre pas et il ne boite pas ; mais après quelques minutes de marche plus rapide, la boiterie survient ; si on le frappe pour accélérer son allure, on voit bientôt apparaître les signes de la plus vive anxiété ; il est pris d'un tremblement général, trépigne violemment, il se raidit et tombe. Il ne tarde pas à se relever, continuant sa marche, pourvu que l'allure reste modérée. Mais dès que celle-ci augmente de nouveau, les mêmes accidents se reproduisent, pour la raison suivante : il y avait assez de sang pour alimenter le train postérieur soumis à une marche modérée, et pas assez pour une marche plus rapide ; de là les accidents. Eh bien, dans l'angine de poitrine coronarienne, sorte de claudication intermittente du cœur, les mêmes symptômes sont observés : pas de douleur au repos, mais douleur plus ou moins vive provoquée par la marche ou par l'effort, puis contracture du cœur (dans les autopsies, ventricule gauche en systole, toujours vide de sang), suivie bientôt de son arrêt définitif. Il en résulte les quatre lois cliniques que j'ai établies, et qui vous permettront de faire sûrement le diagnostic de l'angine de poitrine vraie ou coronarienne et des fausses angines.

1° *Toute angine provoquée par l'effort est une angine vraie, coronarienne.*

À ce sujet, il suffit seulement de savoir bien interroger le malade et de lui poser nettement la question suivante : « Si vous étiez obligé de courir après un omnibus, par exemple, qu'arriverait-il? » — « Je ne le pourrais pas, ou alors je m'arrêterais, cloué sur place par la douleur; mais dès que je m'arrête, cette douleur disparaît. » —Alors, le diagnostic est formel : c'est une angine de poitrine coronarienne. L'auscultation n'a même aucune importance pour vous orienter dans le diagnostic, puisqu'il y a des angines vraies avec coronarite simple, avec ou sans aortite, avec ou sans lésions de l'aorte. On a dit que l'angine de poitrine était actionnée par l'hypertension artérielle. C'est encore là une erreur, et l'on comprend parfaitement bien qu'une simple lésion des coronaires est incapable d'élever la tension artérielle. L'augmentation de celle-ci complique, aggrave l'angine coronarienne, mais elle ne la produit pas. Elle l'aggrave, parce que l'hypertension artérielle avec vaso-constriction crée un obstacle, qu'elle donne au cœur plus de travail à effectuer, qu'il en résulte pour lui un effort de plus, d'où la production plus facile des accès angineux.

2° *Quand, en même temps qu'il y a des accès par effort, il y en a de spontanés pendant la nuit, la première loi n'est pas en défaut : il s'agit toujours d'angine coronarienne.*

Comme l'avait bien vu Heberden, les accès nocturnes sont remarquables par leur intensité et leur longue durée (une demi-heure et même plus), tandis que ceux de la journée provoqués par l'effort ne durent que quelques minutes ou quelques secondes.

3° *Toute angine de poitrine se produisant spontanément sans un acte nécessitant un effort, est une angine fausse.*

4° *Les douleurs thoraciques provoquées par la pression sur les espaces intercostaux ne sont pas des douleurs angineuses.*

Par conséquent, lorsque vous voyez chez des neurasthéniques, chez des nerveux, chez des arthritiques, survenir des douleurs spontanées pouvant durer pendant une demi-heure ou une heure et même davantage, avec angoisse plus ou moins accusée, avec des troubles vaso-moteurs caractérisés par le refroidissement des extrémités et même une faiblesse très grande du pouls due à la vaso-constriction exagérée (angine de poitrine vaso-constrictive), en dépit de cette apparence de gravité et en vous appuyant sur les lois cliniques que je viens de vous exposer, vous pouvez affirmer hardiment que les malades ne mourront pas, que c'est beaucoup de bruit pour rien (*Much ado about nothing*), vous pouvez dire avec Landouzy : « Ces malades sont à plaindre, ils n'ont rien à craindre. » Ils n'ont rien à craindre malgré l'intensité, la prolongation, la persistance des accidents douloureux, comme dans la neurasthénie, maladie des sensations fixes, ainsi que je l'ai dit pour l'opposer à la maladie des idées fixes, laquelle n'est autre que l'hypocondrie, souvent sa proche parente.

La neurasthénie est la maladie des sensations fixes, et vous en avez une preuve dans l'existence de ces points douloureux si fréquents et si rebelles, désignés sous le nom de *topoalgies* (τόπος, endroit, ἄλγος douleur) par Blocq, et que j'ai étudiés quelque temps après sous le nom d'*algies centrales des neurasthéniques.*

Il s'agit de douleurs, de plaques douloureuses « localisées dans une région variable, mais non en rapport avec un district anatomiquement ou physiologiquement délimité ». Lorsque ces douleurs se fixent dans la région cardiaque, elles sont souvent regardées comme angineuses, ce qui est une erreur, et le meilleur moyen thérapeutique à leur opposer consiste dans l'emploi de la faradisation localisée à l'aide du pinceau électrique (1). C'est probablement à des cas de ce genre que se rapportent quelques guérisons de fausses angines de poitrine à l'aide de l'électricité et de la faradisation cutanée indiquées autrefois par Laennec et Duchenne de Boulogne.

VI

Puisque je viens de vous parler de neurasthénie, laissez-moi vous 'dire très rapidement que certains de ces malades présentent parfois une forme de *neurasthénie pulsatile* dont j'ai vu d'assez nombreux exemples caractérisés par des pulsations, non seulement de l'aorte abdominale (fait connu depuis longtemps déjà), mais aussi par des pulsations généralisées à toutes les artères.

Ce ne sont cependant pas seulement, comme le croit Dana en Amérique, les neurasthéniques qui en sont atteints, ce sont parfois des sujets ayant l'apparence d'une bonne santé. Les pulsations très pénibles, ressenties dans la tête et sur toutes les parties du corps, empêchant souvent le sommeil, laissant les malades dans une angoisse inexprimable; elles leur

(1) BLOCQ. *Gaz. hebd.*, 1891, et *Journal des Praticiens*, 1892. HUCHARD, *Société méd. des hôpitaux*, 1892, et *Consultations médicales*, 1900-1906. — P. WEILL, *Thèse de Nancy*, 1892.

font craindre, ainsi qu'au médecin, une affection plus ou moins grave de l'appareil circulatoire. Il n'en est rien ; il s'agit simplement d'un trouble d'innervation du grand sympathique, le cœur et les artères sont indemnes, et cette maladie rebelle peut cependant disparaître spontanément.

D'autres fois, elle est plus limitée, sous la forme de l'*aorte pulsatile*, caractérisée par la sensation parfois pénible ou même douloureuse de battements épigastriques pouvant s'étendre de l'appendice xiphoïde à l'ombilic et même plus bas. Ces pulsations de l'aorte, bien connues des anciens, de Morgagni et de Sénac, signalées par Bayle et Laënnec, ont été parfois regardées comme symptomatiques d'un anévrysme (ce qui constitue une grosse erreur de diagnostic), ou même dans ces derniers temps, attribuées à tort à une sorte d'aortite abdominale.

VI

Les souffles extra-cardiaques ne sont autres que des bruits respiratoires rythmés par le cœur. Ils se produisent dans le poumon, au lieu de se passer dans le péricarde ou dans le cœur, et ils ont été étudiés pour la première fois par Laënnec qui les expliquait par la compression d'une partie du poumon comprise entre le cœur et la paroi thoracique, compression ayant pour résultat d'exprimer à chaque systole l'air contenu dans les alvéoles. Friedreich les expliqua ensuite, comme Potain après lui, par des aspirations d'air au moment de la systole ou de la diastole. Les explications importent peu. Tout ce que l'on doit savoir, c'est que ces bruits se passent dans le poumon, d'où les noms : de bruits de respiration pulsatile, par Thorburn; de crépitation pulmonaire pulsiforme, par Richardson; de souffle vésiculaire systolique, par Gerhardt; de bruit pulmonaire systolique et diastolique, par Friedreich.

On a beaucoup discouru sur ces bruits extra-cardiaques, et quelques auteurs ont même passé une partie de leur existence à les étudier. Cependant la question, au point de vue clinique du moins, est beaucoup plus simple. Ces bruits peuvent s'entendre dans toutes les régions du cœur, aussi bien au niveau même des régions valvulaires, qu'au-dessus, au-dessous, ou à côté d'elles. Variables de siège, de rythme, de timbre, ils peuvent tantôt se modifier par les mouvements respiratoires et les changements d'attitude, tantôt n'être nullement influencés par ces causes. D'ordinaire, ils sont brefs, peu prolongés, en coup de fouet; ils ne couvrent pas entièrement le premier bruit; ils peuvent commencer avant lui, mais le plus souvent, ils lui font suite. C'est ce que j'appelle le *Pa-foutt* (*Pa* représentant le premier bruit, *foutt* le bruit extracardiaque surajouté). Ils sont donc post-diastoliques ou post-systoliques. On a dit qu'ils sont « protosystoliques », quand ils commencent avec le systole; « mésosystoliques », quand ils sont au milieu; « télésystoliques », quand ils sont à la fin. Je trouve que dans cette question on parle un peu trop grec et qu'il est temps de revenir à notre bon français.

En un mot, le souffle de l'insuffisance mitrale est «holosystolique», disent les franco-grecs. J'aime mieux dire en français que c'est un souffle qui couvre et remplace entièrement le premier bruit, souffle en jet de vapeur, s'entendant surtout au niveau de la pointe, et à propagation dorsale plus ou moins accentuée. Le souffle extracardiaque ou souffle cardio-pulmonaire systolique de la pointe, pouvant faire croire à tort à une insuffisance mitrale, est plus souvent post-systolique; il ne couvre pas le premier bruit qui s'entend fréquemment avec ses caractères ordinaires; il meurt pour ainsi dire sur place, c'est-à-dire qu'il ne se propage point ou très peu, ce qui se comprend d'après son mode de production. Mais, n'oublions pas qu'il y a pour ces souffles extracardiaques de fausses propagations, comme le prouve le fait d'un jeune homme, à thorax extrêmement étroit, très long, cylindrique, avec des poumons par conséquent comprimés un peu partout par le cœur, d'où l'existence de souffles multiples à la base et à la pointe de l'organe, en avant et en arrière, cette multiplicité de souffles pouvant faire croire à leur propagation. Ces bruits peuvent disparaître au bout d'un certain temps, ou exister d'une façon permanente, en raison d'adhérences fixant la lame pulmonaire de Luschka, contre laquelle le cœur vient continuellement battre.

Sans doute, certains médecins ont beaucoup exagéré l'importance et la fréquence de ces bruits extra-cardiaques; mais il n'en est pas moins vrai qu'ils existent et qu'il est important d'en faire le diagnostic. A ce sujet, voici deux histoires intéressantes :

Un jour, je vis arriver dans mon cabinet un jeune Saint-Cyrien en proie à une grande émotion. Il venait d'entrer à Saint-Cyr dans un très bon rang, et dès son arrivée à l'école, on l'avait réformé pour une affection du cœur (insuffisance mitrale). Je l'auscultai et je trouvai au-dessus de la pointe un bruit bref, à timbre assez élevé, avec une intensité même accusée, mais sans aucune propagation et nettement post-systolique (*Pa-foutt*). J'affirmai qu'il n'avait pas d'affection du cœur. Le médecin de l'école voulut bien croire à cette affirmation et il admit définitivement le jeune homme.

Ce fait est très important et il se renouvelle si souvent, j'ai observé de ces cas si nombreux, que j'ai voulu dans une thèse d'un de mes élèves (1) appeler l'attention sur les erreurs commises aux conseils de révision. Non pas que j'accuse les médecins militaires de faire des erreurs de diagnostic, mais j'accuse les circonstances dans lesquelles ils doivent se prononcer, le peu de temps dont ils disposent pour examiner les hommes. D'autre part, de même qu'après avoir déclaré un homme bon pour le service, on est obligé ensuite de le réformer pour une affection cardiaque rhumatismale prise après son incorporation à l'armée, de même j'estime qu'en bonne justice, il devrait y avoir une révision de de beaucoup de réformes militaires.

A ce sujet, entre cent autres, je vous cite l'exemple d'un homme fort, vigoureux, qui a été réformé autrefois pour une affection du cœur (souffle extra-cardiaque). Chose extraordinaire, quelques années après, il fut nommé lieutenant de louveterie ! A cela, vous allez peut-être me répondre que c'est une fonction sans importance pour un cardiaque, et qu'il n'y a plus de loups dans les forêts... puisqu'ils se sont retirés dans le monde. Sans doute; mais il y a encore des sangliers, et il est étrange qu'on trouve un homme apte à la chasse au sanglier et impropre à la chasse à l'homme.....

Comme vous le voyez, cette question des fausses cardiopathies n'intéresse pas seulement la science, mais aussi la défense nationale. Elle intéresse aussi non seulement tous les médecins militaires, mais encore les médecins d'assurances sur la vie.

---

(1) CHALVRON. Les faux cardiaques et le service militaire (*Thèse de Paris*), 1898.

Il n'est pas admissible, encore une fois, que des jeunes gens soient réformés à tort, que la justice ne soit pas égale pour tous. Il faut bien savoir qu'en médecine nous vivons souvent avec des formules, et c'est ainsi que bon nombre de jeunes sujets ayant eu une pleurésie, ont été exemptés indûment du service militaire parce que des médecins aimant les solennels aphorismes, ont propagé l'idée fausse de la nature toujours tuberculeuse de la pleurésie.

En résumé, les souffles extra-cardiaques ont des caractères cliniques permettant de les reconnaître assez facilement, mais il ne faut pas en exagérer la fréquence. Ainsi, j'ai vu ces temps derniers, avec mon ancien interne Bonneau, un malade d'une soixantaine d'années au sujet duquel Potain avait formellement affirmé l'existence d'un souffle cardio-pulmonaire. Je croyais à l'exactitude de ce diagnostic, quand survinrent des accidents graves d'asystolie véritable provoqués par une lésion mitro-aortique très ancienne et restée silencieuse pendant un grand nombre d'années.

VII

Pour montrer, à la fin de cette leçon, l'importance du diagnostic des fausses cardiopathies, je ne puis mieux faire que de terminer par cette histoire très impressionnante que j'ai racontée à la Société médicale des hôpitaux en 1893.

Un jeune homme du département de l'Isère vient me consulter à Paris pour des accidents douloureux qu'il éprouvait depuis plusieurs mois dans la région cardiaque. Il passe à Lyon et là il voit un médecin qui, après l'avoir examiné, écrit en abrégé sur l'or-

donnance les mots : angine de poitrine coronarienne.
Double faute : d'abord il est imprudent d'écrire un
diagnostic mortel ; ensuite le malade était atteint de
fausse angine de poitrine dont il devait absolument
guérir. C'est ce que je dis, ce que j'affirmai de la
façon la plus formelle à ce malheureux jeune homme
qui ne voulut pas me croire, parce qu'il était atteint
d'une sorte d'*anginophobie* à l'état suraigu, au point
qu'en arrivant chez lui, dans son pays, il se tira un
coup de pistolet dans la région du cœur. Cette mort
dramatique était l'œuvre d'une erreur de diagnostic
commise par un médecin, et quoiqu'on puisse douter
de l'état mental d'un individu qui se donne la mort
parce qu'il la redoute — alors que l'on craiut plutôt, non pas d'être mort, mais de mourir, comme
disait si finement Cicéron — il n'en est pas moins
vrai que ce fait démontre une fois de plus l'importance d'un bon diagnostic.

Au point de vue thérapeutique, la connaissance
des fausses cardiopathies n'a pas une moindre importance. C'est dans ces cas qu'il faut surtout insister
sur l'hygiène, le régime alimentaire, le traitement
des maladies diverses retentissant sur le cœur. C'est
dans ces cas qu'on doit s'abstenir presque toujours de
la digitale, des médicaments cardiaques, des iodures
dont on abuse tant, et qu'il faut appliquer plus que
jamais le précepte de Tissot :

« On peut se montrer grand médecin sans ordonner de médicaments ; le meilleur remède est souvent
de n'en prescrire aucun. »

IV

Erreurs cliniques et thérapeutiques
sur les maladies du cœur

Dans l'introduction du troisième et dernier volume
du « Traité des maladies du cœur et de l'aorte », paru
plusieurs années après la première partie de l'ou-
vrage, je donnais ainsi l'explication de ce retard un
peu volontaire :

« En terminant cette étude des maladies du cœur
que je poursuis depuis l'année 1870, date de mon
premier travail sur la myocardite varioleuse, j'ai
vu que de grosses erreurs avaient cours dans la pathologie cardiaque, et par conséquent dans la thérapeutique. Or, il faut parfois plus de temps pour détruire
une erreur que pour édifier des vérités. C'est pour
cette raison que, recommençant par la longue observation des faits, à « écouter la nature », comme je
disais dans la préface du premier volume, je suis
arrivé à rectifier d'une façon que j'espère et souhaite
définitive, certaines allégations erronées sur les cardiopathies. »

Le travail auquel je vais me livrer aujourd'hui est
ingrat, difficile, cependant très opportun et profi-
table. Je l'appuie sur près de quarante années d'expérience, et sur plus de quinze mille observations ; elles

m'autorisent à parler, elles me font un devoir d'affirmer que de nombreuses erreurs pathologiques et thérapeutiques ont été et sont encore commises sur les maladies du cœur.

I. — Erreurs cliniques

Une simple mention suffit pour les erreurs déjà dénoncées au cours des leçons précédentes.

1. — Importance trop grande attribuée aux *signes physiques*, et trop légère aux troubles fonctionnels qu'il est toujours si utile de connaître pour le diagnostic et la thérapeutique (1).

2. — Etude des maladies valvulaires suivant leur *siège anatomique*, et non d'après leur nature endocardique ou artérielle.

3. — Etude du cœur central presque à l'exclusion du *cœur périphérique* représenté par le système vasculaire dont les troubles fonctionnels ou lésions ont une répercussion si grande sur tout l'appareil circulatoire et surtout sur le cœur central.

4. — Pendant plus d'un siècle, méconnaissance de

---

(1) Encore aujourd'hui, dans la dernière édition de son livre (Examen et séméiotique du cœur, Paris 1907), le regretté Merklen écrit cette phrase : « Les signes physiques tiennent, dans la séméiologie du cœur, une place prépondérante. » Cette affirmation fait comprendre pourquoi cet auteur ne prononce même pas le nom de la *tachy-arythmie*, de l'*arythmie palpitante*, dont j'ai démontré l'importance pronostique, pourquoi il méconnaît la signification de la *tachycardie prémonitoire du bruit de galop*, de la tachycardie de la cinquantaine, car il a encore écrit : « En général, la tachycardie, pas plus que l'arythmie, ne peut à elle seule servir utilement à l'établissement du pronostic. » C'est le contraire qui est la vérité ; car, pour ne citer qu'un exemple, est-ce que la tachycardie de la fièvre typhoïde, de la tuberculose pulmonaire n'est pas un élément précieux de pronostic ? — H. H.

l'*intoxication alimentaire* dans les cardiopathies artérielles, la dyspnée qu'elles provoquent étant rapportée toujours à la lésion cardiaque ou aortique, d'où
les dénominations banales de « dyspnée mitrale,
cardiaque ou aortique », entraînant une thérapeutique fautive..

5. — *Fausse hypertrophie* cardiaque de croissance.

6. — *Fausse hypertrophie* cardiaque de la grossesse.

7. — *Fausse dilatation* et *fausse hypertrophie* du
cœur dans l'anémie ou la chlorose.

8. — Erreur relative à la fréquence et même à
l'existence d'une *dilatation des cavités droites du cœur*
et surtout de l'*asystolie*, à la suite de maladies de l'appareil digestif.

9. — Erreur relative à la fréquence et même à
l'existence d'un *souffle ictérique*, les uns le plaçant à
l'orifice mitral (Gangolphe), d'autres à l'orifice tricuspidien, d'autres enfin le regardant comme extra-
cardiaque (Potain), alors qu'il est démontré pour
moi, que ce souffle est absolument exceptionnel ou
encore de nulle importance.

10. — Depuis plus d'un siècle, confusion de toutes
les *angines de poitrine*, alors qu'une seule existe :
l'angine coronarienne, dont le diagnostic avec les
fausses sténocardies est ordinairement facile.

11. — Ignorance des caractères cliniques si importants des *névralgies anévrysmales*, permettant de reconnaître cliniquement l'existence d'un anévrysme plus
ou moins latent.

12. — La nature de la *dyspnée toxi-alimentaire* dans
les maladies du cœur a soulevé cette objection,
encore le résultat d'une erreur : « Il ne s'agit là que
d'une dyspnée urémique, puisqu'elle est due à l'im-

perméabilité rénale, phénomène précoce dans les cardiopathies artérielles. » Je réponds :

D'abord, vous avez très longtemps ignoré ou méconnu cette dyspnée alimentaire avec son mécanisme et sa pathogénie. Ensuite, ce qui prépare l'urémie, c'est incontestablement l'imperméabilité rénale ; mais ce qui la fait, ce qui lui donne un caractère particulier, c'est la substance toxique non éliminée par le rein. Prenons deux malades atteints d'une imperméabilité rénale égale ; donnons à l'un de l'opium, à l'autre de la belladone à dose toxique. Est-ce que les symptômes seront les mêmes ? Donc, comme je le rappelais déjà dans mes « Consultations médicales », la dyspnée toxi-alimentaire résulte d'une urémie spéciale, causée non par une intoxication multiple, de cause endogène, mais par un poison unique, exogène, d'origine alimentaire, et cet empoisonnement, il est possible de le faire apparaître ou disparaître à volonté. On ne peut en dire autant des autres dyspnées urémiques et de l'urémie constituée, telle qu'on la comprend. Les résultats du traitement, ai-je encore ajouté, « disparition de la dyspnée par la suppression de la viande et par le régime lacté exclusif, sa réapparition rapide avec l'alimentation carnée, » ont une précision tellement mathématique en quelque sorte, que la sanction thérapeutique devient en même temps celle d'un diagnostic douteux. Au début de l'artério-sclérose et même au cours de la présclérose, il ne s'agit pas d'urémie avec toutes ses conséquences cliniques et thérapeutiques ; il s'agit d'une intoxication alimentaire.

13. — Après un temps plus ou moins long, l'*asthme* et l'*emphysème* finissent par la dilatation du cœur droit et par l'asystolie, de sorte que dans l'évolution de cette maladie, il y aurait presque toujours deux

périodes : une phase pulmonaire et une phase cardiaque. Voilà ce que disent les livres.

Hé bien, jamais je n'ai vu l'asystolie succéder directement à l'emphysème et à l'asthme. Sans doute, sous l'influence de cette maladie longtemps prolongée avec grande intensité, on peut observer un retentissement sur le cœur droit, mais sans asystolie. Cette dernière complication ne survient chez les emphysémateux asthmatiques que lorsqu'ils sont devenus artério-scléreux. Car, sachez-le : le cœur ne se dilate que s'il est dilatable, et il n'est dilatable qu'à la faveur de lésions préexistantes de la fibre myocardique. C'est pour cette raison que vous n'observez jamais d'asystolie chez les jeunes asthmatiques, étant même emphysémateux au plus haut degré et depuis de nombreuses années, alors qu'elle est fréquente chez les asthmatiques plus âgés à la faveur d'une artério-sclérose concomitante.

14. — Je lis souvent des observations d' « *asthmes tardifs* » survenus par exemple entre 45 et 60 ans, et traités par une saison au Mont-Dore ou aux eaux sulfureuses : faute souvent fatale aux malades.

Prenez garde! Comme je le démontrais il y a quelques mois dans le Journal des Praticiens, à propos d'un cas de ce genre, on est asthmatique, on ne le devient pas à 60 ans. Mais c'est à cet âge que l'on devient artério-scléreux, que l'on est atteint de dyspnée toxi-alimentaire avec accès nocturnes simulant l'asthme vrai. Et c'est alors que ces faux asthmatiques peuvent devenir des asystoliques avec un cœur scléreux plus ou moins dilaté.

Je soutiens formellement cette opinion, parce qu'elle a une grande importance au point de vue du pronostic, des indications thérapeutiques et du traitement. Des erreurs de diagnostic sont commises tous les jours à ce sujet, et cela encore parce qu'on ne connaît pas suffisamment les longues rémissions possibles de la dyspnée toxi-alimentaire, rémissions que j'ai fait connaître dans la thèse d'un de mes élèves (1). Il y a dans ce travail une quinzaine d'observations relatives à des malades âgés de 50 à 70 ans, chez lesquels les rémissions ont pu avoir une durée de deux à cinq ans, rémissions interrompues par une infraction au régime alimentaire et à la médication, ce qui a même pu conduire ces artério-scléreux à une mort rapide par intoxication alimentaire. J'en cite deux exemples des plus concluants et des plus instructifs dans le Journal des Praticiens, en 1897.

Ces faits me rappelle mêment qu'il y a une vingtaine d'années je lus dans les Archives de laryngologie une observation intitulée : « asthme, emphysème, mort subite ». Naturellement, à cette époque la mort subite était rapportée à l'asthme. Mais il s'agissait d'un emphysémateux devenu artério-scléreux par ses artères rénales et coronaires, d'où terminaison rapide par angine coronarienne. On ne meurt pas subitement dans l'asthme seulement compliqué d'emphysème; mais on meurt subitement dans l'asthme et l'emphysème compliqués de coronarite.

Il y a dans l'asthme vrai trois éléments très impor tants à considérer au point de vue thérapeutique : l'élément nerveux ou spasmodique constitué par l'accès de dyspnée; l'élément organique par l'emphysème; l'élément catarrhal par les bronchites à répétition. Suivant la prédominance de l'un ou l'autre de ces éléments, il est évident que l'indication thérapeutique est différente. Mais ce qu'il faut

---

(1) GEORGES BOHN : Longues rémissions de la dyspnée toxi-alimentaire dans les cardiopathies artérielles (*Thèse de Paris*, 1896).

surtout considérer, c'est que l'asthme vrai, dit nerveux ou arthritique, peut être modifié très favorablement par le régime alimentaire, et c'est ainsi que j'ai vu de jeunes asthmatiques délivrés, après un temps plus ou moins long, de leurs accès dyspnéiques et de leurs bronchites par une médication visant l'élimination rénale et par le régime alimentaire lacto-végétarien. J'en ai donné des exemples concluants (*Journal des Praticiens* 1894, et *Bulletin de thérapeutique*, 1895). Par conséquent, la théorie toxique de l'asthme doit être prise en considération, et le traitement de cette maladie par l'iodure de potassium est insuffisant; il faut toujours y joindre la prescription du régime alimentaire.

15. — Sous l'influence des maladies du tube digestifs (estomac, intestin, foie), il se produirait souvent, d'après Potain, une sorte de vaso-constriction pulmonaire à la suite de laquelle on verrait survenir, comme dans l'asthme et l'emphysème, une dilatation du cœur droit capable de déterminer un *bruit de galop*, tout à fait particulier, s'entendant à droite, alors que le bruit de galop gauche est symptomatique d'une lésion rénale.

Cette hypothèse est simple, commode et très ingénieuse. Malheureusement, elle est fausse, et jamais je n'ai pu constater un bruit de galop droit. J'ai pu l'entendre un peu à droite, mais toujours il était symptomatique d'une lésion rénale. Je me rappelle à ce sujet avoir vu pendant plusieurs mois, avec le regretté Potain, un malade âgé de 65 ans, que notre maître considérait comme ayant un bruit de galop droit typique. Il présentait en plus de la dyspnée, un peu d'albumine dans les urines, de la polyurie et de la pollakisurie nocturne. Ce malade s'est chargé de donner un formel démenti au diagnostic. La dyspnée a augmenté d'intensité, les urines peu abondantes sont devenues franchement albumineuses; l'œdème envahit les membres inférieurs et une mort rapide par hémorrhagie cérébrale a terminé l'évolution morbide. Celle-ci démontrait de la façon la plus formelle qu'il ne s'agissait pas d'une simple dyspepsie améliorée par le régime lacté. Le malade était, avant tout, un artério-scléreux dont le bruit de galop entendu un peu à droite avait pour origine le cœur gauche. D'ailleurs, en s'appuyant sur la physiologie et la pathogénie du bruit de galop lui-même, il ne saurait y avoir deux bruits de galop, puisque les deux ventricules battent toujours ensemble.

Conclusion formelle : Le bruit de galop droit n'existe pas et l'asystolie d'origine gastrique ou hépatique est une erreur de diagnostic. Les affections du tube digestif produisent surtout des troubles fonctionnels du cœur bien connus des anciens : tachycardie, arythmie, faux pas, pseudo-angine, intermittences, palpitations, signes d'éréthisme cardiaque. Elles ne déterminent pas par elles-mêmes des phénomènes asystoliques. Lorsque ceux-ci surviennent, cherchez et vous trouverez presque toujours l'existence de l'artério-sclérose.

16. — Ouvrez encore vos livres et vous y verrez décrite l'*épilepsie cardiaque*, même l'*hystérie cardiaque*. Cela veut dire que l'épilepsie peut être sous la dépendance d'une affection du cœur arrivée à sa période de décompensation ; cela veut dire encore que l'hystérie peut être également produite par une affection de ce genre.

Pour la seconde maladie, la chose serait encore possible, quoique je ne le croie pas; mais pour la première, j'affirme que cela n'est pas. L'épilepsie cardiaque peut bien exister dans les livres, mais chez les malades, jamais. Sauf dans une maladie toute particulière, la maladie de Stokes-Adams qui n'est pas d'ailleurs une affection cardiaque (quoiqu'on ait voulu rattacher tout le syndrome de la maladie avec attaques syncopales et épileptiformes à une lésion du faisceau auriculo-ventriculaire de His, ce qui est une erreur ou tout au moins une grande exagération), il s'agit bien plutôt d'une maladie artérielle, ce qui explique les fréquentes complications du côté des reins, des coronaires et du myocarde dans cette maladie. On observe alors des crises épileptiformes et non pas de l'épilepsie vraie.

On peut suivre des milliers de cardiopathes surtout valvulaires, arrivés ou non à la période d'asystolie, sans jamais constater chez eux une épilepsie secondaire. Il est possible qu'on soit à la fois un cardiaque et un épileptique, comme on peut être un pneumonique et un cardiopathe, mais on ne dira jamais que la pneumonie est d'origine cardiaque.

L'épilepsie et la cardiopathie sont deux maladies qui peuvent exister côte à côte sans s'influencer réciproquement. Ce sont là des associations fortuites, comme le prouve une statistique très imposante de Leser et Syllaba (de Prague), élèves de la clinique du professeur Thomayer, qui ont entrepris de démontrer l'erreur que j'ai dénoncée. En effet, de 1893 à 1903 la policlinique de Prague a reçu 53.980 malades; sur ce nombre il y en a eu 529 épileptiques, 814 cardiaques et 816 artério-scléreux. Dans dix cas, il y a eu association d'épilepsie et de maladie du cœur, et sur ces dix cas, trois fois l'épilepsie s'était manifestée avant la cardiopathie, ce qui réduit à 7 les chiffres des cardiaques et épileptiques. Les conclusions suivantes des deux auteurs confirment absolument les nôtres :

1° L'épilepsie cardiaque n'existe pas; il s'agit d'une combinaison accidentelle ;

2° L'épilepsie tardive des artério-scléreux par lésion des vaisseaux cérébraux existe, mais non par lésion du cœur (1).

Dans le rétrécissement mitral pur et congénital, on observe quelquefois l'existence concomitante d'une épilepsie vraie. Celle-ci n'est en aucune façon liée à la cardiopathie. Le rétrécissement mitral pur est une malformation congénitale, au même titre que l'épilepsie. Pour me résumer à ce sujet, il suffira de rappeler ce que je disais dans mes « Nouvelles consultations médicales » (4ᵉ édition 1906) :

« Les cardiaques hystériques et les cardiaques épileptiques peuvent se rencontrer; mais on commet une double erreur de diagnostic et de thérapeutique en prétendant que l'épilepsie est d'origine cardiaque. Jamais ces deux névroses ne procèdent d'une cardiopathie, et il s'agit presque toujours, pour ne pas dire toujours, de maladies fortuitement associées. Si l'on place l'hystérie et l'épilepsie sous la dépendance de la cardiopathie, on arrive à croire faussement à une aggravation de cette dernière maladie : première faute, de pronostic. Puis, l'on institue le traitement cardiaque des accidents nerveux : faute seconde, de thérapeutique. La clinique démontre, au contraire, qu'il faut soigner différemment la cardiopathie et la névrose réunies fortuitement chez un même sujet. Car la cardiopathie ne produit pas plus la névrose, que la névrose la cardiopathie. »

17. — Il y aurait, d'après Potain, un *dédoublement physiologique* du second bruit du cœur, dédoublement lié aux mouvements respiratoires.

---

(1) *Sbornik Klinicky*, 1904.

Depuis des années, jamais on n'a pu m'en montrer un seul, et cela pour une raison bien simple : le dédoublement physiologique du deuxième bruit n'existe pas, il est toujours pathologique. Quand on le constate à la base ou à la pointe du cœur, il veut dire : rétrécissement mitral, et pas autre chose. Ce fait a une très grosse importance, puisqu'il fait considérer comme pathologique un signe que beaucoup d'auteurs ont une tendance à croire physiologique.

18. — On a prétendu que les *insuffisances fonctionnelles* de l'aorte, et surtout de l'orifice mitral, n'existaient pas.

A ce sujet, vous savez déjà que l'insuffisance fonctionnelle est due à la dilatation de l'orifice valvulaire en l'absence de lésions de la valvule elle-même, lesquelles déterminent l'insuffisance organique. Quelques auteurs ont prétendu que cette insuffisance fonctionnelle n'existe pas en s'autorisant d'expériences sur les animaux. On soumet la valvule mitrale à une pression considérable et l'on n'observe, dit-on, aucune insuffisance fonctionnelle. Je le crois sans peine, et même le contraire m'eût bien étonné, puisque l'insuffisance fonctionnelle ne peut survenir qu'à la faveur d'une lésion préalable du myocarde, lésion favorisant la dilatation des orifices.

Alors, lorsque vous ferez de nouvelles expériences, je vous donne le conseil, dans l'intérêt de la vérité physiologique et clinique, de commencer d'abord par produire une dégénérescence du muscle cardiaque chez vos animaux et de soumettre ensuite la valvule mitrale à une pression considérable. C'est ainsi que vous déterminerez sûrement une insuffisance fonctionnelle. Car celle-ci, encore une fois, ne peut survenir que sur un cœur ou plutôt sur un myocarde préalablement altéré. D'ailleurs, dans la thèse d'un de mes élèves (1), il y a des observations en très grand nombre démontrant de la façon la plus formelle l'existence de l'insuffisance fonctionnelle de la mitrale et de l'aorte.

Les erreurs commises au sujet de l'*angine de poitrine* sont presque innombrables. En voici seulement cinq que je vais rapidement mentionner :

19. — On a défini l'angine de poitrine une « dyspnée douloureuse », et alors on a commis la même erreur que Sauvages qui, à la fin de l'avant-dernier siècle, confondait la douleur et la dyspnée.

J'ai déjà dit et répété que jamais elle n'est caractérisée par la moindre dyspnée. Quand celle-ci existe chez les artério-scléreux et angineux, cela veut dire tout simplement que le malade est dyspnéique par son rein et angineux par ses artères coronaires. La preuve en est dans l'action du régime lacté exclusif : il fait disparaître la dyspnée, il est sans action sur la douleur. Mais combien cette définition erronée peut conduire à de graves fautes thérapeutiques et à de non moins graves erreurs de diagnostic !

20. — Autrefois Peter établissait le diagnostic d'angine grave sur l'existence de points douloureux à la *pression du nerf phrénique.*

C'est le contraire qui est vrai, et j'ai déjà dit que jamais les douleurs angineuses ne sont augmentées par la pression du doigt. Au cours de la sténocardie coronarienne, les douleurs sur le trajet de ce nerf ou des nerfs intercostaux peuvent bien exister, mais elles ne font pas partie du syndrome angineux.

---

(1) BARBIER : Des insuffisances fonctionnelles du cœur (*Th. Paris*, 1896).

21. — Pour le même auteur, la *névralgie* ou *névrite du phrénique* était consécutive à la névrite du plexus cardiaque, d'où une médication révulsive absolument illusoire. Conséquent avec sa théorie, il disait que les malades meurent par excès de douleur, par « sidération du plexus cardiaque », et que le phénomène dominateur de la sténocardie est la douleur.

C'est une grave erreur, analogue à celle des médecins qui pensent que l'angoisse est indispensable pour caractériser un accès angineux. Oui, un élément commun réunit toutes les angines, vraies ou fausses : la douleur. Mais un élément plus important, capital, sépare l'angine coronarienne des autres, c'est l'ischémie du myocarde. La preuve, c'est que les angineux vrais ne succombent pas toujours à la suite ou au cours de leurs accès les plus douloureux, mais qu'ils meurent le plus souvent de syncope, d'une façon subite et même sans douleur, de sorte que cette syncope mortelle (*syncopa angens* de Parry) peut être la première et la seule manifestation de la sténocardie. Il en résulte que la thérapeutique ferait gravement fausse route si elle ne visait que la douleur ; il en résulte aussi que tous les médicaments capables de provoquer ou d'augmenter encore cette ischémie myocardique (belladone, cocaïne, bromure de potassium, etc.) et recommandés par quelques auteurs, sont les complices de la maladie.

22. — On a décrit une angine de poitrine *diabétique, goutteuse* et même *tabétique*.

Encore trois erreurs ! Il y a chez les diabétiques, chez les goutteux, chez les tabétiques, des sténocardies qui sont liées aux lésions artérielles ou aortiques concomitantes, mais qui ne dépendent directement ni de la quantité de glucose, ni de la goutte, ni du tabes, comme je l'ai démontré dans mon Traité des maladies du cœur, et on ne voit jamais ces sténocardies céder ni au traitement antidiabétique, ni à la colchique et au salicylate de soude, ni au traitement dirigé contre le tabes.

23. — On a fait le raisonnement suivant : Vous prescrivez contre les accès d'angor les médicaments hypotenseurs et vaso-dilatateurs (nitrite d'amyle, tétranitrate d'érythrol, trinitrine); donc, vous considérez l'angine de poitrine comme toujours *fonction d'hypertension artérielle*.

Rien n'est plus faux. Les individus atteints de coronarite simple peuvent être des hypotendus. Ceux qui ont en même temps de l'aortite et de l'artériosclérose, de la néphrosclérose sont ordinairement hypertendus sous l'influence d'une de ces trois lésions ou même de ces lésions associées. Donc, l'hypertension artérielle, comme je l'ai déjà dit, peut bien aggraver l'angine de poitrine, mais elle ne la produit pas; et les médicaments anti-angineux que j'ai mentionnés ont une action plus complexe que celle qui consisterait à abaisser seulement la tension artérielle.

24. — Comme si les 70 théories que j'ai comptées sur la nature de l'angine de poitrine n'étaient pas suffisantes, voici qu'on vient d'en imaginer une autre : la *distension du cœur*, comme cause des accès sténocardiques.

Tout d'abord, conçoit-on comme chose possible, une distension subite du cœur survenant à chaque instant sous l'influence de la marche rapide ou d'un effort, pour produire immédiatement un accès! D'autre part, si à l'autopsie d'individus morts d'accès d'angor, on a pu constater, comme cela m'est arrivé, une dilatation des cavités cardiaques, le fait n'était nullement imputable à l'angine de poitrine elle-même qui produit plutôt un spasme cardiaque, mais bien plutôt à la dégénérescence du myocarde provoquée par la dégénérescence des artères coronaires. On a donc pris ici le fait pour la cause. N'insistons pas.

25. — Il m'est arrivé plusieurs fois de voir venir à moi des femmes enceintes et atteintes de *rétrécissement mitral*, me demandant s'il ne serait pas nécessaire de provoquer un accouchement prématuré pour prévenir des accidents graves et même mortels dont elles seraient presque toujours menacées. Les malades comme les médecins, en sont restés à cette formule absolument exagérée de Peter au sujet des femmes atteintes de rétrécissement mitral : « Filles, pas de mariage ; femmes, pas d'enfants ; mères, pas d'allaitement ». Voilà un de ces solennels aphorismes dont je vous ai déjà parlé.

Il y a là trois exagérations, et quoique je sois loin de nier l'existence des accidents gravido-cardiaques, certainement moins fréquents qu'on l'a dit, j'affirme que les femmes atteintes de rétrécissement mitral, surtout à la période de compensation et même à celle de compensation incomplète, peuvent se marier, devenir enceintes et allaiter.

La conduite thérapeutique dans ces cas est la suivante : faire garder à ces malades chez lesquelles on peut craindre ces accidents, un repos à partir du 4e mois de la grossesse et interdire le mariage seulement aux femmes ayant eu des infarctus pulmonaires, en état d'asystolie ou d'hyposystolie avec une arythmie palpitante accusée.

26. — Un grand nombre de médecins attachent une importance exagérée à la tension et aux sinuosités de *l'artère temporale* de certains sujets, pour

croire que c'est là l'indice d'artério-sclérose commençante ou confirmée.

Comme vous allez voir, c'est là une double erreur : d'abord cet état de la temporale peut s'observer par suite de l'hypertension artérielle en l'absence de toute lésion du vaisseau ; ensuite, lorsqu'il y a réellement athérome de la temporale, ce fait n'est nullement en rapport avec l'existence d'une artériosclérose concomitante, et j'ai démontré qu'on peut être artério-scléreux sans être athéromateux et réciproquement (1). L'athérome est une lésion, l'artériosclérose une maladie. Les athéromateux sont des vasculaires, les artério-scléreux sont des viscéraux. Il y a, comme je l'ai dit, des jeunes gens de 20 ans qui ont des temporales serpentines ; ils ne sont pas artério-scléreux, ils ne sont même pas athéromateux. Souvent, ce que l'on a appelé le « signe de la temporale » est un signe sans conséquence.

27. — Il ne se passe pas de mois où je ne sois consulté pour des malades atteints de différentes *affections oculaires* (hémorrhagies rétiniennes, décollement de la rétine, choroïdite, glaucome, etc.) que les ophtalmologistes attribuent trop facilement et d'une façon banale à un « état général » et surtout à l'artério-sclérose dont je suis loin de constater toujours les principaux symptômes.

Sans aucun doute, l'artério-sclérose peut déterminer sur l'appareil visuel des manifestations diverses que j'ai du reste étudiées aussi complètement que j'ai pu dans mon Traité des maladies du cœur et de l'aorte (tome I, pages 138-143). Mais souvent, les lésions de l'appareil de la vision sont indépendantes de l'artério-sclérose qui est absente, et elles ne constituent qu'une affection absolument locale ; elles en

---

(1) H. Huchard : « Nouvelles consultations médicales », 1906.

dépendent le plus ordinairement à titre de complication rénale.

28. — Cette remarque s'adresse aussi aux *maladies de l'oreille* que l'on attribue trop facilement à l'artério-sclérose.

Il y a là une exagération que je signale aux médecins s'occupant spécialement des maladies des appareils oculaire et auditif. Ils en ont eu conscience, et c'est ainsi que Escat (de Toulouse) au 7e Congrès international d'otologie et dans les Annales des maladies de l'oreille, en 1904, divise les oto-scléroses labyrinthiques en deux classes: les unes qui sont la conséquence d'une infection générale (fièvre typhoïde, syphilis, etc.) ou qui sont d'origine artério-scléreuse; les autres précédées de phénomènes migraineux (migraine otique) et dues à une tropho-névrose secondaire du trijumeau, d'origine toxé-mique (1).

29. — Quand un malade atteint d'*anévrysme* meurt subitement ou rapidement, on pense immédiatement dans le monde extra-médical et même chez bon nombre de médecins, que cette terminaison est due presque toujours à la rupture de la poche artérielle.

Celle-ci est plus rare qu'on le pense, et dans mon étude rapide sur le mécanisme de la mort dans l'anévrysme aortique, j'ai dit que celle-ci peut être lente, subite ou rapide : lente, par asystolie avec compression des oreillettes, et avec cardio-sclérose concomitante, par inanition due à la compression de l'œsophage, par tuberculose pulmonaire due à la compression de l'artère pulmonaire et des nerfs pneumogastriques et par une sorte de cachexie arté-

(1) Voir à ce sujet une revue de Souleyre (d'Oran) : Les états scléreux otiques dans leurs rapports avec l'artério-sclérose, *Presse médicale*, 27 juillet 1907

rielle; subite, par hémorrhagie foudroyante et syncope, par angine de poitrine, par ictus laryngé;
rapide, par asphyxie due à la compression des voies
aériennes, à la rupture de la poche dans les poumons,
les bronches ou la trachée, par rupture dans le péricarde, les plèvres, le canal rachidien, par embolie.

Mais une autre cause de mort rapide que je viens
d'observer et qui ne me paraît pas encore avoir été
indiquée, est celle qui est due à une anémie suraiguë,
comme le prouve le fait suivant : Un homme atteint
d'un anévrysme de l'aorte thoracique d'un volume
considérable, plus gros qu'une tête de fœtus, meurt
rapidement avec quelques convulsions en trois
minutes, après avoir présenté un grand amaigrissement progressif et un état profond d'anémie. On
croit à une rupture de l'anévrysme, et à l'autopsie
on ne constate rien autre chose qu'une poche artérielle énorme renfermant près de trois litres de sang
avec de nombreux caillots stratifiés. L'anémie et
l'amaigrissement s'expliquent ici par cette grande
masse sanguine immobilisée et inutilisée dans cette
poche. J'insiste sur ces faits, sur l'étude importante
et trop souvent sacrifiée des causes de la mort dans les
maladies. Car, ainsi que je l'ai dit, savoir comment
l'on meurt, c'est un peu savoir comment l'on pourrait guérir; et connaître les dangers, c'est se préparer à les éviter, à les combattre plus efficacement.

30. — Dans les maladies du cœur, il faut chercher
les *épanchements pleuraux* à droite et la congestion
pulmonaire plus souvent à gauche.

Dans les cardiopathies artérielles, comme je
l'ai démontré, l'épanchement existe plus souvent
à droite, cela pour plusieurs raisons (embolie pulmonaire plus fréquente à droite, propagation possible
de la péri-hépatite à la plèvre correspondante, mani-

festation des périviscérites que j'ai contribué à faire connaître). Cet épanchement a été longtemps méconnu pour les raisons suivantes : il est latent, sans réaction inflammatoire ou fébrile, presque toujours sans dyspnée ; il est de siège sus-diaphragmatique, souvent abondant, alors que la percussion et l'auscultation lui donnent au contraire les caractères d'un épanchement très modéré ou peu appréciable. Car, en raison de son siège exact entre la base du poumon et le diaphragme, dans une région où la capacité thoracique est très étendue, au-dessus du foie qu'il comprime et fait descendre, on croit à une simple hypertrophie congestive de cet organe, et comme la collection liquide ne comprime que légèrement le poumon de bas en haut et non latéralement, le murmure vésiculaire reste presque à l'état normal ; il y a absence de souffle bronchique avec peu de diminution des vibrations thoraciques. La thoracentèse peut alors donner issue à plus de deux litres de liquide, alors qu'on croyait celui-ci réduit à 300 ou 500 gr. au plus, ou que l'on pensait simplement à une augmentation du volume du foie.

Comme conclusion, je dis : Surveillez toujours la plèvre droite sus-diaphragmatique dans le cours des cardiopathies valvulaires et surtout artérielles, et c'est ainsi que vous méconnaîtrez moins souvent l'existence d'épanchements pleuraux parfois très abondants, sans réaction inflammatoire et presque toujours latents au double point de vue des signes fonctionnels et physiques.

Telles sont les principales erreurs cliniques qui ont encore cours dans la science sur les maladies du cœur et des vaisseaux, et je n'ai pas tout dit ! Je vous rappelle seulement d'autres erreurs ou fautes que je vous ai

signalées au cours des premières leçons : l'abus des
souffles extra-cardiaques, de la myocardite, de l'artério-sclérose que l'on voit un peu partout ; la confusion de l'asystolie avec la dyspnée toxi-alimentaire,
l'œdème aigu du poumon et les infarctus pulmonaires ; l'interprétation pronostique absolument erronée que l'on attribue aux intermittences et aux
faux pas du cœur, aux syncopes que l'on met sur le
compte de la cardiopathie alors qu'elles sont dues le
plus souvent à un état nerveux tout-à-fait accidentel
et concomitant. En tout, près de quarante erreurs !

Non, je n'ai pas tout dit, en énumérant ces quarante
erreurs cliniques sur les maladies du cœur. En voici
deux autres encore, relatives à l'origine tuberculeuse
du rétrécissement mitral congénital et à la possibilité d'une sténose spasmodique du même orifice.

En 1888, Tripier (de Lyon) avait émis l'opinion
que les antécédents héréditaires ou personnels de
tuberculose peuvent se rencontrer dans des cas divers
d'affections cardiaques et surtout de rétrécissement
mitral, et il ajoutait que la maladie du cœur constituée non seulement par les lésions endocardiques,
mais encore par les troubles circulatoires consécutifs,
est capable d'enrayer la marche de la tuberculose
pulmonaire. Comme la lance d'Achille, la tuberculose guérirait les blessures qu'elle fait.

Conçue dans ces termes très sages, cette opinion était
acceptable, quand elle fut reprise et reproduite trois
ans plus tard par Potain, qui en exagéra l'importance
en la généralisant outre mesure et en paraissant
l'accepter à l'exclusion de toute autre étiologie. Or,
j'ai contribué à démontrer qu'il est difficile d'admettre une loi basée sur un chiffre très restreint de
cas, si on le compare au nombre considérable des
tuberculeux, et que l'on doit donner plus d'ampleur

à cette question, une malformation valvulaire comme celle du rétrécissement mitral pur ou congénital, pouvant être due, non seulement à la tuberculose, mais aussi et surtout à la syphilis, parfois à l'alcoolisme des ascendants, comme d'assez nombreuses observations le démontrent. En dehors de ces causes de dystrophie valvulaire, il y en a sans doute que nous ne connaissons pas encore. Mais, ce que l'on sait souffre de ce que l'on ne sait pas, et il faut avoir le courage de son ignorance, au lieu de bâtir hâtivement aujourd'hui des théories que les découvertes de demain sont destinées à détruire. Il vaut mieux s'arrêter que marcher dans les ténèbres. En science, une sage lenteur avec méthode est le meilleur moyen d'avancer, et, comme l'a dit Bacon, un boiteux marche plus vite dans la bonne voie qu'un rapide coureur dans la mauvaise.

La question du rétrécissement mitral spasmodique a été d'abord posée par Peter, dans cette phrase : « Les chlorotiques font des rétrécissements par spasme, comme elles font des insuffisances par atonie. » Puis, Cuffer et ses élèves ont fini par admettre la fréquence relative de cette sténose spasmodique.

Sans qu'il soit possible d'en nier absolument l'existence, je puis affirmer que je n'ai jamais observé un seul fait indiscutable de rétrécissement mitral spasmodique, et il importe de se demander si la plupart des cas rapportés dans la science ne sont pas relatifs à des sténoses organiques caractérisées souvent, comme on le sait, par la grande variabilité des symptômes physiques et fonctionnels.

II. — Erreurs thérapeutiques

Les erreurs thérapeutiques les plus importantes sont relatives à l'abus des médicaments. Autrefois, on abusait des saignées dans le traitement des maladies du cœur, et sans parler de la médication débilitante de Valsalva pour la cure des anévrysmes, à la fin du xviiie siècle on affirmait « qu'il n'y a pas de moyen plus propre à prévenir les palpitations et les affections du cœur, que la saignée. » On disait encore : « On ne doit pas craindre de tirer du sang, parce que le cœur n'ayant plus assez de force pour pousser celui-ci, en gagnera davantage lorsque le poids de la masse sanguine sera diminué. » On ajoutait au sujet des vésicatoires, qu'ils excitent et réveillent le cœur (1). Qui ne se rappelle encore les orgies sanguinaires de Bouillaud dans le traitement du rhumatisme articulaire aigu ! N'avons-nous pas assisté à la grandeur et à la décadence des injections d'extrait testiculaire de Brown-Séquard, au sujet desquelles il s'est trouvé autrefois un savant très enthousiaste, qui a aussitôt publié par cette médication des « centaines » de guérisons d'ataxies locomotrices; à l'abus des injections salines, petites ou grandes, maintenant presque abandonnées; encore aujourd'hui à l'abus des injections de cacodylate et aussi d'un « sérum anti-sclérosique » capable, d'après un médecin étranger, d'abaisser la tension artérielle et de résoudre les tissus scléreux ! On fait encore un usage immodéré de la médication iodurée, du régime lacté exclusif, capable de déterminer à la longue des dyspepsies lactées très tenaces, de l'hypertension artérielle que l'on trouve un peu partout, de l'artério-

---

(1) Richard Mead : Recueil des œuvres physiques et médicinales. (Traduction française à Bouillon, 1774.)

sclérose que l'on diagnostique trop facilement et à tort, de la médication hypotensive dont j'ai été l'un des premiers à parler, au sujet de laquelle on m'a fait dire ce que je n'ai jamais dit, en exploitant singulièrement la crédulité humaine... (1).

Que nous en avons vu mourir de ces enthousiasmes d'un jour et de ces panacées, et comme il est vrai de dire que les médecins changent souvent d'idées fixes !

Mais laissons de côté les erreurs thérapeutiques d'hier, reconnues et tombées. Parlons de celles que l'on commet aujourd'hui.

1. — Je vous ai appris à connaître la *cardiopathie artérielle arythmique*, caractérisée par deux symptômes principaux : la dyspnée toxi-alimentaire et la tachy-arythmie. Vous faites disparaître très sûrement et rapidement le premier symptôme à l'aide du régime lacté exclusif ou simplement du régime lacto-végéta-rien, parce qu'il est d'origine rénale, même en l'ab-sence d'albumine dans les urines. La tachy-arythmie est d'origine myocardique, elle est due à la lésion du muscle cardiaque, et comme vous avez appris dans vos livres et dans certain enseignement, que la digitale régularise toujours les battements du cœur, la plupart des médecins ont une tendance à pres-crire ce médicament pour faire disparaître la tachy-arythmie dont les malades se plaignent à peine, tandis qu'ils souffrent surtout de la dyspnée.

On commet ainsi une faute, parce qu'on ne sait

(1) Huchard : L'artério-sclérose et les spasmes vasculaires, *Congrès de Toulouse*, 1887. — La tension artérielle dans les maladies (*Semaine médicale*, 1888). — La médication hypoten-sive (*Académie de médecine de Belgique*, 1901, et *Académie de médecine de Paris*, 1903). — Sur la médication hypotensive, *Société de thérapeutique*, 26 février 1907. — Voir pour l'énumé-ration de mes recherches sur la tension artérielle, la thèse récente de mon interne L.-A. Amblard, Paris 1907.

pas assez que cette arythmie spéciale est irréductible, et en continuant inconsidérément l'emploi du médicament contre cette véritable boiterie du cœur, on peut s'exposer à provoquer des accidents d'intoxication digitalique. Souvent je reçois des praticiens des lettres ainsi conçues : « Le malade va beaucoup mieux ; la dyspnée a disparu complètement et le malade dort ; malheureusement, je ne puis parvenir à faire disparaître l'arythmie, ni même à l'améliorer. » — Je réponds invariablement : « Vous n'y parviendrez que très rarement, parce que cette arythmie est le résultat d'une lésion incurable du myocarde siégeant le plus ordinairement au niveau du sillon auriculo-ventriculaire. Laissez là cette boiterie, ne vous en préoccupez pas, le cœur pouvant ainsi boiter des années sans dommage pour le malade, et insistez toujours sur le traitement rénal de la cardiopathie artérielle. »

2. — Comme j'ai contribué à le démontrer, la première période (présclérose) de l'artério-sclérose et des cardiopathies artérielles est caractérisée le plus souvent — je n'ai pas dit toujours — par un état plus ou moins permanent d'hypertension sanguine, en l'absence de lésions vasculaires ou avec des lésions à peine appréciables. Or, les médecins font alors un abus singulier des *préparations iodurées*, non seulement à cette première période, mais à toutes les phases de l'artério-sclérose, non seulement dans le cours des cardiopathies artérielles, mais aussi dans le cours des cardiopathies valvulaires.

Je vous le demande, que peut faire l'iodure contre la présclérose? Il ne saurait modifier la tension artérielle, puisqu'il est presque sans action sur elle, comme nos expériences avec Eloy (datant de près de 20 ans), confirmées dans la suite par Prévost et Binet (de Genève) l'ont démontré d'une façon formelle. Il ne peut agir non plus sur des lésions qui n'existent pas encore. D'autre part, avez-vous jamais vu des altérations valvulaires post-rhumatismales rétrocéder sous l'influence de la médication iodurée?

L'abus des iodures doit être sévèrement dénoncé, parce que je l'ai vu produire des gastropathies médicamenteuses suivies souvent d'une répercussion plus ou moins grave sur les fonctions cardiaques.

3. — Lorsque, quinze et même trente ans après l'accident initial, un malade est atteint d'*aortite syphilitique*, on abuse encore de deux médicaments : de l'iodure et du mercure.

L'iodure guérit rapidement certaines manifestations nettement syphilitiques; le mercure les prévient, c'est une chose entendue. Mais, avez-vous jamais vu ces deux médicaments obtenir la guérison des manifestations parasyphilitiques du tabes, de la paralysie générale, de l'aortite? Malgré l'insuccès reconnu de la médication, on n'en continue pas moins à abuser singulièrement des injections mercurielles, alors qu'il est démontré par Welander (de Stockholm), qu'elles sont capables de produire à la longue de l'albuminurie avec cylindrurie, dans une maladie où le rein finit toujours par se prendre tôt ou tard. Car, dans mes « Consultations médicales », j'ai démontré que pour l'aortite syphilitique comme pour les cardiopathies artérielles, la maladie est à l'aorte et le danger au rein, ce qui veut dire que tôt ou tard la néphrosclérose, avec son cortège habituel de symptômes graves, fera son apparition, si l'on n'y prend garde. Prévoir, c'est prévenir. Or, vous pourrez prévenir cette complication redoutable que vous avez su prévoir, en instituant de bonne heure le traitement rénal, c'est-à-dire en insistant sur le régime alimentaire et sur la médication diurétique. Ce traitement auquel vous pourrez joindre des injections mercurielles d'une façon très modérée et de faibles doses d'iodure de potassium, aura des effets bien autrement salutaires que la seule médication iodurée et hydrargyrique prescrite d'une façon intensive et trop systématique.

4. — Une autre erreur a eu cours pendant longtemps au sujet de l'*anesthésie chloroformique des cardiopathes*, anesthésie que l'on croyait presque toujours contre-indiquée chez eux et que l'on pratiquait d'une façon incomplète dans la crainte d'accidents.

J'ai réussi à dissiper ces deux erreurs dans une discussion que j'ai provoquée sur ce sujet, il y a cinq ans, à l'Académie de médecine, et il a été démontré que les accidents chloroformiques ne sont pas plus fréquents chez les cardiaques que chez d'autres malades, que la contre-indication ne porte pas sur le siège de la lésion valvulaire, aortique ou mitrale, mais qu'elle s'adresse surtout aux cardiopathies valvulaires en état d'asystolie, ou encore aux cardiopathies artérielles avec dyspnée plus ou moins intense. Encore, peut-on opérer et endormir sans crainte ces derniers malades lorsqu'on aura pris soin de supprimer préalablement les accidents dyspnéiques par le régime lacté exclusif suivi sévèrement pendant dix ou quinze jours. Cette discussion a établi encore que, contrairement à l'opinion commune, l'anesthésie chloroformique doit être aussi complète que possible, surtout pour les opérations pratiquées vers la région ano-périnéale, et cela dans le but de supprimer tous les réflexes, seuls capables de provoquer des accidents mortels. Notre conclusion a été celle-ci, modifiant et complétant la formule ancienne et trop intransigeante de Sédillot :

Le chloroforme pur et régulièrement administré sur un malade bien préparé pour le recevoir, ne tue presque jamais.

5. — Dès 1893, dans la seconde édition de mon Traité des maladies du cœur, je me suis élevé contre l'*abus des révulsifs* et surtout des vésicatoires. Il y a même, disais-je alors, des médecins pour lesquels le secret de la médication consiste dans l'emploi de vésicatoires, petits ou grands, souvent appliqués sur la région précordiale, et tout leur art consiste à les changer de place. Notta (de Lisieux) prétend même avoir fait disparaître des lésions valvulaires et des bruits de souffle par l'application de cautères profonds, et il ne s'est même pas demandé s'il avait affaire à des souffles fonctionnels ou extra-cardiaques (1).

Pourquoi, surtout dans les cardiopathies artérielles caractérisées de bonne heure par des accidents d'insuffisance rénale, pourquoi des vésicatoires capables de congestionner les reins, de diminuer la dépuration urinaire, d'introduire dans l'organisme un élément toxique de plus? Pourquoi des cautères, tant de pointes de feu, des badigeonnages d'iode si souvent répétés? Ces derniers ne doivent être employés que dans le but de faire absorber un peu d'iode par la surface cutanée. On ne saurait trop s'élever en tous cas contre l'abus de cette médication. le plus ordinairement inutile et souvent nuisible.

6. - Quelques auteurs, s'appuyant sur mes travaux dénaturés ou incompris, pensent que le traitement de la présclérose doit viser uniquement l'*hypertension artérielle*, et s'autorisant de quelques résultats éphémères obtenus par l'électricité, ils n'ont

____

(1) Notta. *Normandie médicale*, 1889.

pas craint de publier, surtout dans la presse extra-médicale, des guérisons de l'artério-sclérose en dix ou quinze jours !...

Cette erreur doit-elle s'appeler d'un autre nom ? En tout cas, on ne saurait trop protester contre elle. Sans doute, la médication hypotensive a une grande valeur dans certains cas, comme dans les anévrysmes où les injections gélatineuses sont loin de suffire, ainsi que je l'ai démontré, il y a quelques années, à l'Académie de médecine. Mais, abaisser l'hypertension n'est qu'un des éléments du problème thérapeutique à résoudre, puisqu'elle est le résultat de l'intoxication alimentaire favorisée par l'insuffisance rénale. L'hypertension artérielle est surtout fonction d'intoxication ; c'est donc celle-ci que nous devons d'abord et constamment combattre, c'est encore la médication rénale qu'il importe de toujours poursuivre. Tout dernièrement, à la Société de thérapeutique, j'ai suscité auprès des principaux électro-thérapeutes une importante discussion à laquelle je n'ai pas voulu prendre part pour leur laisser toute indépendance d'opinion, et ils sont arrivés aux mêmes conclusions qui contribueront sans doute à ne pas faire dégénérer les courants de haute fréquence en courants de haute réclame (1)...

(1) « L'abaissement durable de la pression par la répétition des séances d'électricité nous a semblé nettement moins constant et surtout beaucoup moins accentué que certains auteurs l'ont proclamé. Nous ne pensons pas que la pression sanguine soit le seul facteur dont on doive tenir compte ; nous attachons une grande importance à la nutrition générale et à l'élimination urinaire. » (DELHERM et LAQUERRIÈRE. *Soc. de Thérapeutique*, 15 mai 1907). — Il y a huit ans, dès 1899, un électrothérapeute très consciencieux et honnête disait « Il nous semble difficile d'admettre que ce mode thérapeutique influence directement les parois des vaisseaux ; mais il est probable qu'en modifiant la nutrition générale et en l'améliorant, les hautes fréquences peuvent atténuer l'évolution de l'artério-sclérose (APOSTOLI, *Annales d'électrobiologie*, 1899)

7. — Il y a quelques semaines, je voyais un cardio-artériel atteint d'une dyspnée très intense avec diminution considérable de la diurèse, augmentation de poids de 12 kilos en l'espace de quelques semaines, sans œdème périphérique, avec un foie congestionné et douloureux, quelques râles fins aux poumons et dans l'inspiration. Je le soumis immédiatement à cette médication : régime lacté exclusif, théobromine, puis digitaline à dose anti-asystolique. Un mois après, il me revint avec une diurèse de 2,000 à 2.500 grammes, disparition de la dyspnée et diminution de poids de près de 11 kilos, représentant cette énorme quantité de sérosité répandue ou infiltrée d'une façon presque latente dans les divers organes (poumons, foie, reins, cerveau, etc.).

Qu'est-ce à dire?

Comme cela survient le plus souvent, le malade avait fait d'abord de l'*asystolie viscérale* à laquelle on n'apporte pas d'ordinaire une attention suffisante, et l'augmentation de poids était due aux œdèmes interstitiels et viscéraux promptement résorbés à la faveur de la médication.

Cela prouve, comme je l'ai écrit dans un chapitre sur les « symptômes préasystoliques » de mon Traité des maladies du cœur, qu'au cours de celles-ci, l'augmentation de poids des malades est souvent un indice des œdèmes interstitiels ou viscéraux et des congestions passives viscérales précédant souvent, sinon toujours, l'apparition des œdèmes périphériques. On commet donc une erreur en datant seulement de ceux-ci l'apparition de l'hyposystolie, et on en a commis une autre en désignant cette période d'hydratation des organes sous le nom de « pré-œdème ». Il n'y a pas de pré-œdème, puisque les manifestations congestives et œdémateuses de certains viscères existent réellement, et il ne s'agit pas non plus d'un symptôme vraiment préasystolique, puisqu'il est déjà l'un des premiers indices de la décompensation. C'est ce qui avait été bien vu par Gendrin ; il avait formellement déclaré que l'œdème pulmonaire, même presque latent, précède le plus souvent l'œdème périphérique.

Donc, portez votre attention sur les œdèmes interstitiels et viscéraux en vous rappelant que ceux-ci ne se manifestent souvent que par des symptômes peu apparents (l'œdème des poumons occupant souvent la partie centrale de l'organe); ayez l'œil sur le bocal d'urines et sur la balance. Si, avec la diminution de la diurèse vous constatez une grande et rapide augmentation de poids du malade, instituez d'emblée la médication anti-asystolique qui vous est souvent indiquée par cette augmentation de poids rapide et presque inexpliquée du sujet. C'est là, comme je l'ai dit, un signal d'alarme qui commande une intervention hâtive, au moyen de la médication digitalique et déchlorurante. Mais ne croyez pas que la déchloruration alimentaire soit seule capable de résorber les œdèmes ; il faut y joindre encore la médication diurétique pour favoriser et activer davantage l'élimination rénale. La déchloruration alimentaire ne peut remplacer à elle seule le régime lacté ou lacto-végétarien qui a fait ses preuves, et les deux médications obéissent à la loi des indications thérapeutiques, l'une prévenant ou entravant souvent la formation des œdèmes, l'autre contribuant à leur résorption et à leur élimination.

8. — A l'Etranger surtout, on commet une erreur des plus graves en adressant à *la même station hydrominérale,* pourvue de bains carbo-gazeux, tous les cardiaques indistinctement, les hypertendus comme les hypotendus, les angineux comme les faux angi-

neux, les malades atteints d'affection du cœur et ceux qui n'en ont pas, les cardiopathies valvulaires comme les cardiopathies artérielles. Nauheim serait donc la station-panacée pour toutes les maladies du cœur. Il en résulte des accidents sérieux, des aggravations, des morts rapides ou subites dont j'ai donné, avec mon savant ami le professeur A. Robin, la relation il y a quelques années à l'Académie de médecine et à la Société de thérapeutique (1). Et malgré les protestations de Frantzel (de Berlin), Laache (de Christiania), Pawinski (de Varsovie), Albutt, Samson, L. Williams, Herrengham et Burney Yeo (de Londres), contre l'abus de cette médication hydro-minérale « trop commercialement exploitée », quelques praticiens, quoiqu'en beaucoup moins grand nombre qu'autrefois, continuent à croire à la vertu presque anti-cardiopathique d'une seule eau minérale. Heureusement les malades et les médecins, trop longtemps et trop souvent victimes d'une erreur funeste propagée aux quatre coins du monde, ont commencé à déserter les stations-panacées.

Quoiqu'en France nous soyons très riches en bains carbo-gazeux possédant une action régulatrice sur la tension artérielle, à Chatel-Guyon, Chateauneuf, Royat, Saint-Alban, Saint-Nectaire, Salins-de-Moutiers, nous nous sommes bien gardés d'envoyer tous les cardiaques indistinctement à ces excellentes stations. Pour le choix d'une cure hydro-minérale, la loi des indications thérapeutiques doit toujours être rigoureusement suivie ou appliquée, et c'est ainsi qu'en France, plus que partout ailleurs, nous avons six stations principales où toutes les maladies de l'appareil circulatoire peuvent être soignées avec le plus grand succès :

---

(1) H. HUCHARD ; *Société de thérapeutique*, 1903.

Bourbon-Lancy, avec ses eaux hyperthermales et éminemment radio-actives, pour les cardiopathies rhumatismales et toutes les cardiopathies fonctionnelles, comme Piatot l'a démontré dans plusieurs publications très importantes. (Les eaux de *Plombières* et de *Luxeuil*, également douées de propriétés radio-actives, seraient applicables dans certains cas);

Royat, avec ses bains carbo-gazeux à la température idéale de 35°, pour le traitement de la présclérose et des déviations de la tension artérielle, comme l'ont démontré Laussedat d'abord, et Mougeot ensuite;

Brides et *Salins-de-Moutiers*, avec leurs eaux carbogazeuses et laxatives agissant sur le foie, pour les cardiopathies liées à l'adipose, comme le regretté Philbert l'a établi depuis longtemps, en montrant la supériorité de ces deux eaux réunies sur celles de Marienbad et de Carlsbad;

Evian, avec ses eaux diurétiques faiblement minéralisées, pour le traitement rénal des cardiopathies artérielles, dont Bergouignan a victorieusement démontré la grande importance;

Vittel, avec ses eaux diurétiques et faiblement laxatives pour le traitement spécial de ces mêmes cardiopathies, alors qu'elles sont liées principalement à la goutte, aux lithiases urinaire et biliaire, comme l'ont démontré P. Bouloumié d'abord, et ensuite Amblard dans leurs récents et importants travaux (1);

Bagnoles-de-l'Orne, avec ses eaux thermales peu minéralisées pour toutes les maladies du système veineux, d'après d'anciens travaux datant de 1840 et confirmés définitivement par le regretté Goubert en

---

(1) P. Bouloumié : Artério-sclérose et arthritisme, Paris 1907. — L.-A. Amblard : Variations quotidiennes des tensions artérielle et artério-capillaire chez les artério-scléreux hypertendus en cours de traitement. *Thèse inaugurale de Paris*, 1907.

1880, spécialisation unique au monde, qu'elle peut encore partager en partie avec *Luxeuil*.

9. — Ouvrez vos livres et lisez ce que l'on dit de l'emploi de *la digitale dans le rétrécissement mitral*. Rien de plus inexact ni de plus contraire à l'observation clinique et aux enseignements de la thérapeutique, que de dire avec Potain : « Le rétrécissement mitral étant réglé pour un petit travail, la digitale est toujours contre-indiquée parce qu'elle augmenterait ce travail ; elle est inutile et même nuisible, tant qu'il n'y a pas d'arythmie; à la dernière période elle est seulement utile. » Rien de plus contraire aux notions physiologiques que cette affirmation d'un autre auteur : « La digitale ne ferait que provoquer un fonctionnement excessif du cœur et l'épuiserait, car il lui est impossible de faire passer à travers l'orifice une quantité de sang plus grande que ne le permet l'obstacle invincible. »

Que de fois, en médecine, les théories sont génératrices d'erreurs !

Si la digitaline augmentait réellement le travail du cœur, si elle pouvait provoquer son excessif fonctionnement, je ne l'emploierais jamais dans les cardiopathies, parce qu'un des grands principes de thérapeutique est celui-ci : Lorsqu'un organe est malade, il faut le mettre au repos, et la digitale économise, elle facilite le travail du cœur au lieu de l'augmenter.

D'autre part, comme une longue expérience me l'a toujours appris, la digitaline cristallisée à la dose d'un quart de milligramme pendant quatre jours par mois est seule capable d'atténuer la dyspnée, parfois si intense dans cette maladie.

Enfin, la sténose mitrale est la seule affection valvulaire, ou presque la seule qui indique l'emploi systématique de la digitale à la période de compensation. Est-ce parce qu'elle permet à l'oreillette gauche de gagner le temps nécessaire pour chasser son contenu dans le ventricule, ou plutôt parce qu'en allongeant la pause diastolique, elle permet une réplétion ventriculaire plus complète? L'explication importe peu ; le résultat obtenu est indiscutable.

10. — On a dit, et l'on répète encore que la profonde *dégénérescence du myocarde* est une contre-indication à l'emploi et à l'action de la digitale.

Encore une erreur. Car on a vu des cas, comme dans la cardio-sclérose où le muscle cardiaque étant envahi presque en totalité par l'élément scléreux, la digitale avait parfaitement agi pendant la vie. A l'hôpital des vieillards Albert Robin a autrefois prescrit avec grand succès le médicament à des sujets très âgés atteints de myocardites très avancées (1). Ce fait, en apparence paradoxal, ne doit pas étonner puisque la physiologie nous apprend que le médicament agit non seulement sur le myocarde, mais aussi sur ses nerfs comme sur tout l'appareil vasculaire. Donc, l'impuissance accidentelle du médicament, due à d'autres causes et surtout aux barrages circulatoires dont je parlerai plus tard, ne mesure en aucune façon l'impuissance du myocarde, comme Dujardin-Beaumetz et tant d'autres praticiens l'ont cru pendant longtemps.

11. — La digitale serait contre-indiquée dans les *affections aortiques*, surtout dans la maladie de Vieussens-Corrigan où elle deviendrait complice de la maladie en allongeant encore la pause diastolique et en favorisant ainsi la dilatation du cœur, dans l'*insuffisance tricuspidienne* où elle contribuerait à

____

(1) A. Robin : *Union médicale* et *Gaz. des hôpit.*, 1892.

supprimer une lésion secondaire et compensatrice, « la sauvegarde du poumon, la soupape de sûreté contre l'exagération de pression dans la petite circulation. » (Potain.)

Il y a longtemps déjà, en 1887 (dans mon étude : Quand et comment on doit prescrire la digitale) j'ai démontré que le siège de la lésion valvulaire ne peut ni ne doit commander l'emploi du médicament, et je suis arrivé à cette conclusion : La digitale, surtout à dose massive, est contre-indiquée dans toutes les maladies valvulaires, qu'il s'agisse de rétrécissements ou d'insuffisances, d'affections aortiques ou mitrales, lorsqu'elles sont suffisamment ou exagérément compensées ; elle est indiquée dans toutes les maladies valvulaires lorsqu'elles sont insuffisamment compensées. Dans le rétrécissement mitral, la digitale à faible dose produit d'excellents effets surtout sur la dyspnée, même à l'état de compensation parfaite de la lésion. Dans l'insuffisance tricuspidienne encore, toujours à faible dose, elle n'a jamais produit les accidents dont on a parlé trop théoriquement, et c'est une erreur de croire qu'elle détermine des effets identiques avec des doses différentes, c'est une erreur de ne pas tenir compte de ce grand principe de thérapeutique : Suivant les doses différentes, dans un médicament il y a plusieurs médicaments.

12. — Depuis plus de quinze ans, je ne cesse de combattre une des plus grandes erreurs, qui règne encore actuellement sur la thérapeutique cardiaque. On attribue *quatre défauts* à la digitale ou à la digitaline : son insolubilité dans l'eau, la lenteur de son action, la lenteur de son élimination, la facilité de son accumulation dans l'organisme.

Voilà de graves défauts, dit-on ; et moi, je dis, je prouve que ce sont là de grandes qualités. Je vais même plus loin et j'affirme que sans ces qualités, la digitale ne serait pas. Une digitale ou une digitaline complètement soluble, agissant et s'éliminant, ou plutôt se détruisant rapidement dans l'organisme, privée de tout pouvoir accumulatif, n'est plus de la digitale. Défiez-vous de toutes ces pseudo-découvertes cachant trop soigneusement, dans un simple but commercial, le mode de préparation et la composition d'un produit médicamenteux. Dites-vous bien encore que la digitale n'a pas de succédanés, c'est-à-dire qu'aucun autre médicament ne saurait la remplacer.

Je me sers, il faut se servir des prétendus défauts de la digitale qui, entre nos mains, doivent devenir d'inappréciables qualités (lenteur d'élimination, c'est-à-dire longue continuité d'action ; accumulation du médicament, c'est-à-dire renforcement de cette action dans l'organisme) en prescrivant ce que j'appelle la dose d'entretien cardio-tonique : un quinzième de milligr. de digitaline cristallisée de Nativelle, deux à trois gouttes par jour de la solution au millième, pendant plusieurs semaines, dans toutes les cardiopathies arrivées à la période prémonitoire de l'hyposystolie. De la sorte, en raison, même à la faveur de la lenteur d'élimination et du pouvoir accumulateur du remède, dont une des principales causes est son insolubilité même, je suis assuré de son action constante sur la circulation en même temps que de son innocuité. Encore une fois, en vertu de cette lenteur d'élimination, c'est l'organisme lui-même qui se charge du fractionnement des doses, et son pouvoir accumulateur est une grande qualité, je ne cesse de le répéter, parce que de cette façon, l'organisme est longtemps imprégné, en quelque sorte, de l'action médicamenteuse, ce qui n'est pas pour les remèdes s'éliminant trop rapidement par les urines ou d'autres émonctoires. Du reste, cette accumulation ne peut se produire gravement avec des doses faibles, puisque le médicament se détruit au fur et à mesure en se transformant dans l'économie, sans jamais s'éliminer en nature (1).

Et ne croyez-vous pas que tous les médicaments, même les meilleurs — tirés pour la plupart du règne minéral — caractérisés par une élimination rapide, sont des médicaments incomplets et souvent dangereux pour les fonctions digestives, puisqu'on est obligé de les prescrire à doses massives et répétées, afin de remplacer sans cesse des quantités médicamenteuses trop promptement disparues ou éliminées? Pour ma part, je voudrais que le salicylate de soude fût plus lent dans son action et son élimination, je voudrais qu'il s'accumulât un peu plus dans l'organisme au lieu de s'éliminer rapidement au fur et à mesure de son absorption, parce que de cette façon je ne déterminerais pas des troubles gastriques en répétant sans cesse les doses. Ce que je dis là est applicable à beaucoup d'autres médicaments, comme aux iodures et aux bromures.

D'autre part, prescrites aux doses et suivant des règles précises que je vous rappellerai dans mes prochaines leçons sur le traitement des cardiopathies, la digitale et la digitaline ne peuvent jamais déterminer aucun accident, gastrique ou autre. Ce sont les ignorants qui accusent de tant de méfaits cet héroïque médicament sans lequel la cardiothérapie ne serait pas, ce sont eux qui donnent raison aux paroles d'un médecin italien du 16e siècle, de Cappivaccio (de Crémone) :

« Sachez prescrire les remèdes, vous n'accuserez pas tant leur insuffisance ni leurs dangers. »

(1) H. Huchard « Digitale et digitaline, les trois doses de digitaline », *Société de thérapeutique*, décembre 1906.

V

Traitement des cardiopathies artérielles

Lorsque Voltaire disait que la médecine consiste à mettre des drogues qu'on ne connaît pas dans des corps que l'on connaît encore moins, il traduisait en partie, dans une spirituelle boutade, l'idée suivante de Sénac en 1749 : « Ceux qui prodiguent les remèdes ne connaissent ni les causes qu'ils veulent combattre, ni les instruments dont ils se servent. »

Après avoir recherché les causes, j'espère vous démontrer que nous n'abusons pas des drogues, qu'en bons ouvriers nous savons nous servir des instruments mis à notre disposition. Car il en est des médicaments comme des outils : un bon outil entre les mains d'un inhabile ouvrier devient un mauvais outil. D'autre part, nous ne pouvons faire de la bonne besogne qu'en réglant notre conduite thérapeutique sur cette définition : La médecine n'est ou ne peut être autre chose que la physiologie de la maladie, du malade, du médicament. Traduction libre de cette parole de Claude Bernard : « La pathologie et la physiologie ne se séparent pas dans leur étude scientifique. »

I. — Evolution clinique des cardiopathies artérielles

Pour poser les bases de la thérapeutique des cardiopathies artérielles, il faut bien connaître cliniquement ces maladies, et comme on ne peut être un bon clinicien sans être d'abord un bon pathologiste, et un habile thérapeute qu'à la condition d'être un excellent clinicien, vous me permettrez tout d'abord de rappeler sommairement les six lois résumant l'évolution clinique de ces cardiopathies. Au nombre de quatre d'abord, ces lois qu'une longue et patiente observation des faits m'a permis d'établir, ont été méconnues et ignorées depuis le jour où Gull et Sutton ont décrit en 1872, sous le nom *d'artério-capillary-fibrosis*, l'artério-sclérose entrevue avant eux, dès 1867 et 1870, par Lancereaux qui avait reconnu l'origine artérielle de certaines lésions viscérales et de néphrites.

1° La cardio-sclérose, comme l'artério-sclérose généralisée, étant le plus souvent l'effet de l'hypertension artérielle, provoquée elle-même par l'intoxication, est caractérisée pendant la plus grande partie de son évolution clinique par les symptômes relevant de ces deux faits; d'où l'indication de combattre l'intoxication d'abord, c'est à dire la cause, l'hypertension ensuite, c'est-à-dire l'effet.

2° Dans l'artério-sclérose, sous l'influence des sténoses artérielles, organiques par endartérite, fonctionnelles par spasme vasculaire, tous les viscères et appareils sont en imminence continuelle de fatigue ou de méiopragie; d'où l'indication de mettre les organes au repos ou d'éviter leur surmenage.

3° L'insuffisance rénale est un symptôme précoce

et constant des cardiopathies artérielles ; d'où l'indication de leur traitement rénal dès le début.

4° En raison de la dégénérescence du myocarde par endartérite coronarienne, toute cardiopathie artérielle est en imminence continuelle de dilatation cardiaque et d'accidents angineux ; d'où l'indication de supprimer les causes de la cardiectasie et de combattre la sténocardie.

5° En raison de la dégénérescence du myocarde, le rythme du cœur étant en grande partie fonction du muscle cardiaque, les cardiopathies artérielles s'accompagnent souvent d'arythmie ; d'où l'indication de combattre modérément cette arythmie, sorte de boiterie irréductible du cœur.

6° En raison de la tendance à la généralisation de l'artério-sclérose, les cardiopathies artérielles sont souvent associées à la sclérose d'autres organes. Elles se terminent non seulement par l'asystolie et la mort subite, mais aussi par hémorrhagie cérébrale, urémie, etc. ; d'où l'indication d'étendre l'action thérapeutique aux organes atteints ou menacés, au cœur périphérique comme au cœur central.

Ces six lois vous indiquent avec la marche clinique de ces maladies, la conduite thérapeutique à suivre.

Relâcher le frein vasculaire qui serre et contracte trop fortement le cœur périphérique, poursuivre l'intoxication dans ses causes et dans ses effets, combattre l'hypertension par l'hygiène, par le régime alimentaire et quelques agents physiques ; éviter le surmenage dans une maladie où tous les organes sont dans un état d'insuffisance fonctionnelle ou de méiopragie ; activer le fonctionnement des émonctoires dont l'insuffisance est une cause incessante d'intoxication pour l'organisme; soutenir le cœur central dans sa continuelle lutte contre les obstacles périphériques, le fortifier dans ses défaillances et le relever dans son affaiblissement progressif : tel est le problème assez complexe à résoudre.

Rappelez-vous encore l'évolution clinique de ces cardiopathies en quatre périodes : la première *artérielle* (présclérose), caractérisée par l'hypertension sanguine, le plus souvent d'origine toxique; la seconde, *cardio-artérielle* avec dégénérescence du cœur consécutive aux lésions vasculaires; la troisième, *mitro-artérielle* caractérisée par la mitralisation de la maladie et par ses tendances asystoliques. J'ajoute une quatrième période, ultime, *cardiectasique*, qui suggère des indications thérapeutiques très importantes et urgentes.

II. — HYPERTENSION ARTÉRIELLE ET INTOXICATION

L'hypertension initiale, ou *présclérose*, sur laquelle j'ai beaucoup insisté et qui intéresse les praticiens parce qu'à cette période la maladie est le plus souvent curable, n'était pas inconnue des anciens, le plus souvent sous le nom impropre de « pléthore sanguine », et elle avait été soupçonnée par Boerhaave qui disait dès 1708 : « La forte impulsion de l'ondée sanguine contre les parois vasculaires peut aboutir au rétrécissement, à l'oblitération et à l'épaississement des artères ». En 1749, Sénac a exprimé presque la même idée dans les passages suivants : « Dès que le volume du sang augmente, les vaisseaux sont plus dilatés, leur distension est un aiguillon qui les sollicite; ils poussent donc avec plus de force les fluides qu'ils renferment. Ce principe est évident par lui-même, mais il est appuyé par l'expérience. Qu'on

lie l'aorte descendante, le sang qui est obligé de se
porter en plus grande partie dans les parties supérieures, les rougit... Si l'effort du sang est quelquefois si grand, il peut remplir les viscères, les gonfler,
y porter une irritation qui donne plus d'action au
cœur. » Ensuite, il faut arriver jusqu'à Mohamed, en
1874, pour trouver la mention très nette de la période préalbuminurique rappelant pour les maladies
des reins notre présclérose des cardiopathies artérielles, présclérose dont notre première mention
date de 1883. Enfin, en Allemagne, Ottomar Rosenbach a signalé le fait en 1883, et dans plusieurs
publications, en Angleterre, H. Broadbent (1883-
1890) a insisté sur les dangers de l'hypertension
artérielle (1).

Pour ma part, depuis près de vingt-cinq ans, je ne
cesse d'appeler l'attention sur la précession de l'hypertension. Mais en m'appuyant sur l'observation
clinique et sur le raisonnement, j'ai été en mesure
d'affirmer que l'hypertension artérielle contribue à
donner naissance aux lésions vasculaires, au lieu
d'être toujours produite par elles. A ce point de vue,
les opinions sont partagées. Mais, pour montrer que
je sais être éclectique, je vous rappelle une de mes
conclusions émises il y a dix ans, en 1897, dans la
Thérapeutique appliquée de A. Robin : « Dans la

---

(1) Senac, Traité de la structure du cœur, de son action et de
ses maladies, 1749. — Mohamed, *Med. chir. Trans.*, 1874. —
Ottomar Rosenbach, *Breslauer aertz. Zeitsch.*, 1883. —
H. Huchard, *Revue de méd.*, 1883, et *France médicale*, 1885.
-- H. Broadbent, *Brit. med. Journal*, 1883, et *The pulse*, 1890.
— Léonard Williams (*The clinical Journal*, 1906), parle de
Cliffort Albutt ayant admis l'opinion de la présclérose (sans
indication bibliographique). — Enfin dans ces dernières années,
Andréa Ferranini (de Naples), a signalé des cas d'artério-
sclérose évoluant avec hypotension artérielle.

cardio-sclérose, là où la clinique ne voit d'abord qu'un organe atteint, l'anatomie pathologique découvre dans tous les autres viscères et surtout dans le système artériel, des lésions qui, pour ne se manifester encore par aucun symptôme pendant la vie, n'en ont pas moins une grande importance au point de vue thérapeutique. »

A ceux qui ont objecté que l'hypertension artérielle ne peut pas précéder et produire les lésions vasculaires, je réponds par mes observations nombreuses de cardiaques (plus de 12000) et par le raisonnement suivant : Pendant des mois, des années, vous faites passer sans dommage un courant liquide dans un tube de caoutchouc ; puis, un jour, vous soumettez ce liquide à une forte pression qui représente l'hypertension ; sous cette influence, le tube s'altère et finit par se rompre. Direz-vous que cette altération et cette rupture, comme cela survient dans les tubes vasculaires soumis à une haute pression, sont des phénomènes primitifs et non pas consécutifs à celle-ci ? Et alors, pourquoi ne pas admettre pour la mécanique humaine ce que vous ne songez pas un seul instant à contester pour la mécanique ordinaire ?

Du reste, la question n'a pas une grande importance. Qu'il y ait des lésions *latentes* ou non, précédant l'hypertension et la produisant, voici ce que j'ai voulu dire : La notion de la présclérose a une grande importance puisqu'elle permet de considérer au double point de vue clinique et thérapeutique deux phases distinctes dans l'évolution de l'artériosclérose : l'une *curable* avec des lésions absolument latentes, ou plutôt sans lésions comme j'ai tendance à le croire ; l'autre, *incurable* ou peu curable, celle de l'artério-sclérose confirmée, avec des lésions véritables qui se traduisent alors cliniquement par des

symptômes très caractéristiques,des accidents divers
et nombreux.

Cette première période se compose de trois éléments importants à bien connaître puisqu'ils doivent
inspirer, diriger notre action thérapeutique : 1° l'intoxication ; 2° l'insuffisance rénale à laquelle se joint
souvent l'insuffisance hépatique ; 3° l'hypertension
artérielle qui n'est qu'un résultat des deux premiers
éléments.

Par conséquent, il n'y a pas que l'hypertension artérielle dans cette première période, comme on me l'a
fait dire à tort et comme on a voulu imprudemment
et peu scientifiquement l'affirmer, cette hypertension
ne jouant même qu'un rôle secondaire puisqu'elle
ne serait pas sans les deux causes qui la produisent.
C'est donc à ces deux causes que la médication doit
d'abord et toujours s'adresser, si l'on veut faire cesser l'effet.

Dans l'artério-sclérose, dans les cardiopathies artérielles, le rôle de l'intoxication est primordial, je le
répète. Il est démontré formellement par les expériences qui sont des observations provoquées, comme
l'a dit Cl. Bernard, et par les observations cliniques
qui sont en réalité des expériences spontanées. Cette
intoxication qui domine toute l'évolution morbide
des cardiopathies artérielles, est d'origine alimentaire
et de nature vaso-constrictive, ce qui explique déjà
la tendance à l'augmentation de la tension sanguine.
D'autre part, l'imperméabilité rénale, phénomène
précoce et constant de toutes les cardiopathies artérielles, favorise la rétention toxique. Par conséquent,
le traitement consiste, encore une fois, non pas à
combattre directement l'hypertension artérielle, mais
à lutter contre sa cause sans cesse renaissante, à
lutter contre l'intoxication au fur et à mesure de sa

production, à lutter contre l'insuffisance rénale qui, entravant l'élimination régulière des toxines, tend à rendre permanente cette hypertension : traitement anti-toxique et rénal.

Comme une affirmation n'est pas une démonstration, je vais vous prouver par les expériences physiologiques et les observations cliniques, que cette intoxication est réelle.

En 1892, dans mon service de l'hôpital Bichat où j'étais alors, mon interne Tournier fit d'après mon conseil une thèse sur la « dyspnée cardiaque ». Nous avons étudié le degré de toxicité urinaire de ces dyspnéiques surtout au cours des cardiopathies artérielles, et nous l'avons trouvée très amoindrie, ce qui établissait l'intoxication de l'organisme.

Pour démontrer qu'outre l'imperméabilité rénale, l'insuffisance hépatique joue un rôle, vous n'avez qu'à vous rappeler la célèbre expérience de Eck, réalisée ensuite par Paulow et Massen, consistant à lier la veine porte au-dessous du hile hépatique et à l'aboucher avec la veine cave inférieure, ce qui équivaut à la suppression fonctionnelle du foie, puisque le sang qui lui est destiné par la veine porte est dévié de sa voie et passe dans la veine cave. Eh bien, lorsque l'on soumet les animaux ainsi opérés au régime lacté exclusif, on observe chez eux une survie plus ou moins longue ; tandis que lorsqu'on donne à d'autres animaux témoins une quantité même minime de viande, la mort survient rapidement avec de gros accidents nerveux, parmi lesquels une dyspnée intense.

De son côté, l'observation clinique qui a par sa précision la valeur d'une expérience sur les animaux, démontre que dès le début de la première phase des cardiopathies artérielles et pendant toute leur évolution, la dyspnée est le phénomène prépon-

dérant; elle est d'origine alimentaire, puisque la
substitution du régime lacto-végétarien et surtout
du régime lacté exclusif au régime mixte ou carné,
est suivie immédiatement, souvent dans les 24 heures,
de la disparition plus ou moins complète des accidents dyspnéiques et que ceux-ci se renouvellent
infailliblement dès la reprise de l'alimentation ordinaire. Cette dyspnée est donc bien toxi-alimentaire,
elle est modifiée favorablement par l'alimentation, et
jamais par l'opium, par la digitale, par les iodures,
ni par aucune drogue. Elle s'accompagne souvent
d'insomnie, et celle-ci ne cède jamais complètement
aux divers hypnotiques dont il faut même se garder
d'abuser. L'insomnie disparaît promptement par le
régime lacté qui devient ainsi un hypnotique indirect , les malades ne dormant pas parce qu'ils respirent mal, comme je ne cesse de le répéter. Faites-les
respirer et vous les ferez dormir. Voilà ce qui explique pourquoi, l'intoxication dans cette maladie
étant très accusée, on commettrait une grave faute
en lui ajoutant encore une intoxication médicamenteuse toujours favorisée par l'imperméabilité rénale.

Vous voyez maintenant les grandes différences
séparant les cardiopathies valvulaires d'origine rhumatismale et les cardiopathies artérielles d'origine
toxique. Ce qui menace le cardiopathe valvulaire,
c'est la stase veineuse des organes, c'est l'insuffisance de la compensation, c'est la fatigue du cœur,
c'est la mort lente et progressive par asthénie cardio-
vasculaire. Ce qui menace le cardiopathe artériel,
c'est l'ischémie artérielle des organes, c'est toujours
l'intoxication, c'est la mort subite par angine de poitrine, la mort rapide par hémorrhagie cérébrale ou
d'autres accidents parmi lesquels l'œdème aigu du
poumon, la mort lente quelquefois par le syndrome
hybride de la toxi-asystolie et par urémie.

Que de choses expliquées par cette nouvelle conception des maladies chroniques du cœur! Deux exemples suffiront.

Chez les vieillards, la pneumonie est toujours grave pour deux raisons : parce que chez eux et chez les artério-scléreux, le cœur est toujours menacé de défaillance et de dilatation; parce que, chez eux encore, le rein et le foie fonctionnent incomplètement dans un moment où, par le fait de la maladie infectieuse, ils doivent fonctionner davantage pour éliminer toutes les toxines produites par la pyrexie. Deux dangers qui sont deux faillites : au cœur menacé de défaillance, au rein menaçant l'existence par la rétention des poisons; faillite des organes et des émonctoires préparant celle de tout l'organisme. Et vous remarquerez, comme je vous l'ai déjà dit, que chez ces malades l'intensité de la dyspnée, d'origine plutôt toxique que mécanique, n'est pas toujours en rapport avec la faible étendue de la lésion pulmonaire. Il en résulte qu'il ne suffit pas alors seulement de prescrire du quinquina et de l'alcool à haute dose pour tonifier l'organisme, ou de la digitale pour tonifier le cœur, mais qu'il importe surtout et avant tout, de veiller à la dépuration urinaire. Vous aurez beau chercher à relever les forces du malade. En voulant toujours le guérir de sa faiblesse pour quelques instants, vous l'aurez sûrement laissé mourir d'intoxication. Car, le danger est au cœur et surtout au rein chez les vieillards et les artério-scléreux bronchitiques, pneumoniques, emphysémateux, chez ceux qui sont atteints de grippe, cette dernière maladie étant le rendez-vous d'un grand nombre de microbes dont les toxines ne peuvent être éliminées par un filtre rénal plus ou moins imperméable.

Autre exemple :

La mort subite survient parfois au cours d'épanchements pleuraux et on l'a attribuée à l'abondance du liquide surtout à gauche, à la compression du cœur et des vaisseaux, à une thrombose cardio-pulmonaire, à une espèce de torsion des gros troncs artériels qu'on ne comprend guère, etc. Ces explications sont erronées. D'abord, cette terminaison, très rare heureusement, puisque je n'en ai vu que trois cas, a été observée plus souvent dans les épanchements de moyenne intensité et à droite, ce qui réduit presque à néant la plupart des hypothèses édifiées à ce sujet. Dans les trois cas que j'ai observés, j'ai toujours constaté les lésions d'une cardio-sclérose plus ou moins avancée, ou d'une coronarite concomitante. Donc, ces pleurétiques meurent par le cœur, et ce qui le prouve encore, c'est que chez les enfants dont la fibre cardiaque est normale et résistante, la mort subite n'arrive jamais au cours d'un épanchement pleural même abondant. Il faut en excepter cependant les cas de cirrhose cardio-tuberculeuse où j'ai observé, il y a quelques années, chez une petite fille de 7 ans, la mort subite au cours d'un épanchement pleural droit assez abondant. Mais cet exemple vient à l'appui de mon opinion, puisque la sclérose bacillaire atteignait le foie, le myocarde et même le rein. Ici encore, le danger était au cœur et au rein.

Toutes ces considérations étaient importantes pour faire comprendre la direction des indications thérapeutiques et avant d'arriver au point culminant de ces leçons, au traitement.

III. — TRAITEMENT DE LA PREMIÈRE PÉRIODE

Le traitement de la présclérose doit s'adresser : à l'intoxication, à l'imperméabilité rénale, à l'hypertension artérielle.

L'intoxication est combattue victorieusement par le *régime alimentaire* lacto-végétarien, ou par le régime lacté exclusif pendant dix ou quinze jours, et même pendant des semaines ou des mois, si les accidents dyspnéiques restent accusés.

Dès que les symptômes de cette première période sont bien manifestes, il convient de soumettre pendant de longs mois, même pendant des années, le malade à l'alimentation lacto-végétarienne (un litre à un litre 1/2 de lait ou laitage par jour, beaucoup de légumes, de fruits, quelques œufs, ni viande, ni poisson). Dans les cas rebelles, il y a lieu de prescrire en plus, un ou deux jours par semaine, le régime lacté exclusif, lequel dispense de tout médicament, diurétique ou autre. Durant cette période, l'iodure est absolument inutile, même nuisible.

Pour combattre l'**imperméabilité rénale** qui existe malgré l'abondance des urines, il faut avoir recours à la *médication diurétique* par l'alimentation lacto-végétarienne ou lactée et par l'emploi d'un seul médicament : la théobromine pure à la dose d'un cachet de 0,40 à 0,50 centigr., tous les matins, avec un verre d'eau d'Evian-Cachat ou de Vittel (grande source). Si le malade est uricémique, l'acide urique étant un vaso-constricteur, il est indiqué d'associer le quinate de lithine (réducteur de l'acide urique) à la théobromine (médicament éliminateur), à la dose de 0,25 centigr. de chaque dans un cachet, deux à trois fois par jour (1). Il faut se défier d'autres associations : de l'agurine soluble par l'adjonction de l'acétate de soude, de la diurétine (salicylate double de soude et de théobromine), cette dernière irritant le rein à la longue par l'élimination du sel salicylé ; se défier encore de quelques succédanés de la théobromine, comme de la théocine, de la théophylline, de l'acétate de théocine qui exposent à des accidents toxiques et à des troubles digestifs allant jusqu'aux nausées et vomissements. On cherche toujours une théobromine soluble et c'est un tort, comme je le prouverai au sujet de la digitaline qui doit une partie de ses grandes qualités à son insolubilité.

Pour combattre l'**hypertension**, la médication antitoxique et diurétique agit déjà dans ce sens. Mais il y a d'autres moyens adjuvants que je vais rapidement passer en revue.

On a cru autrefois que les *saignées* plus ou moins répétées étaient capables de diminuer la pléthore sanguine, c'est-à-dire l'hypertension artérielle. C'est là une erreur et une faute : une erreur, parce qu'il a été démontré que les émissions sanguines n'abaissent la tension que d'une façon temporaire ; une faute, parce qu'elles portent atteinte à la nutrition des organes déjà mal irrigués par les vaisseaux.

Le *massage* et la *gymnastique musculaire* consistant en simples mouvements de flexion, d'extension et de circumduction des membres, exercent une action favorable sur la tension artérielle et sur la circulation, en augmentant les combustions respiratoires, comme l'a établi Cl. Bernard, en dilatant les vais-

---

(1) Par abréviation, je désigne souvent cette association des deux médicaments sous les noms de *quinobromine* ou de *théolithine*.

seaux et en accélérant la circulation périphérique, puisqu'il est démontré par Chauveau et Kauffmann, qu'il passe cinq ou neuf fois plus de sang dans un muscle en travail (2); en excitant encore l'élasticité des vaisseaux, ce qui économise le travail du cœur. Car, si les vaisseaux sont les auxiliaires du cœur central, les muscles par leurs contractions sont les auxiliaires des vaisseaux. Le massage et la gymnastique sont encore des agents de désintoxication musculaire; car, un repos de quinze minutes, d'après Zabludowski, après un travail fatigant, réussit à peine à restaurer la force musculaire, tandis qu'un massage méthodique pratiqué à temps égal, double la quan tité de travail que peut fournir le muscle. Le massage abdominal, d'après les recherches faites il y a quelques années dans mon service par Cautru, peut aussi renforcer l'action des médicaments cardiaques et diurétiques. Ainsi, chez un malade le chiffre des urines reste à 500 gr. malgré la théobromine. On ordonne ce dernier médicament en même temps que le massage abdominal, et après sept jours la diurèse augmente jusqu'à 2.500 gr. par jour. Plusieurs exemples semblables sont signalés dans la thèse de mon ancien interne M. Piatot en 1898. C'est là un fait pratique d'une grande importance ; il s'explique par l'action du massage abdominal sur l'hypertension portale dont les hypertendus sont souvent atteints, cette hypertension constituant une sorte de barrage circulatoire qui entrave plus ou moins l'action médicamenteuse.

Quand je parle de gymnastique et de massage, je n'ai pas en vue la fameuse méthode dont on ne parle déjà plus, des *cures de terrains* que je condamne absolument dans les cardiopathies artérielles. Cette

---

(2) A. CHAUVEAU. Le travail musculaire et l'énergie qu'il représente. Paris, 1891.

méthode est alors inapplicable puisqu'elle prétend favoriser une hypertrophie qui existe déjà ; irrationnelle dans une maladie où la méiopragie des organes commande leur repos ; nuisible puisqu'elle augmente le travail du cœur déjà exagéré ; impossible, puisqu'on ne peut pas plus faire marcher des dyspnéiques que des paralytiques ; aveugle parce qu'elle ne peut produire suivant la lésion, ici une hypertrophie du ventricule gauche, là une hypertrophie compensatrice du ventricule droit ou de l'oreillette gauche ; néfaste dans une maladie à tendance cardiectasique, parce qu'elle promet une hypertrophie et qu'elle nous donne trop souvent une dilatation du cœur.

J'arrive au traitement par l'hydrothérapie, les eaux minérales et l'électricité.

Pour l'*hydrothérapie*, je n'ai qu'un mot à vous dire en vous rappelant simplement l'excellente pratique de Béni-Barde sur la douche tempérée et essentiellement sédative, donc hypotensive à 33 ou 37°, d'une durée oscillant entre 3, 5 ou 8 minutes, selon le degré de résistance du sujet. Par un autre procédé, on projette sur tout le corps de l'eau très agréablement chaude, en ayant soin de modérer la force de percussion, surtout sur les régions supérieures du corps qu'il faut même parfois éviter. Après une ou deux minutes au plus, on abaisse légèrement la température de l'eau par une progression presque insensible, puis après deux ou trois secondes on se hâte de la réchauffer pour retrouver sans secousse la même température choisie au début de l'opération. Ces douches favorisent ainsi la circulation périphérique qu'elles activent, et elles produisent une sédation du système nerveux, comme dans les cas de neurasthénie (1).

---

(1) *Journal des Praticiens*, 1903 et 1904.

Les *bains carbo-gazeux*, qui ordinairement élèvent
la tension artérielle, peuvent aussi l'abaisser par un
procédé spécial, comme cela se pratique avec succès
à Royat, d'après les indications formulées d'abord
par Laussedat, ensuite par Mougeot (1). Dans ces
conditions, ils peuvent rendre de grands services
pour le traitement de la présclérose, alors qu'à Nauheim, en Allemagne, ils ont produit de graves accidents dont je vous ai entretenus (2).

Lorsque l'imperméabilité rénale est accusée avec
un état dyspnéique et des symptômes toxiques plus
ou moins permanents, les eaux diurétiques, comme
Evian et Vittel, doivent être utilisées. Sans doute
ces eaux, et surtout les premières, sont faiblement
minéralisées; mais, comme on le sait, il ne faut pas
considérer ce qu'elles apportent, il faut voir ce
qu'elles emportent, et elles sont très efficaces puisqu'elles favorisent puissamment la diurèse et l'élimination des toxines.

Il y a sept ans, dans un voyage en Scandinavie,
ayant eu l'occasion de voir à Copenhague le célèbre
et regretté professeur Finsen, alors atteint d'une
grave affection du cœur à laquelle il a malheureusement succombé, je lui avais indiqué l'action de ses
bains lumineux, capables de déterminer la dilatation

---

(1) LAUSSEDAT : L'action hypertensive et hypotensive des bains
carbo-gazeux suivant leur mode d'emploi (H. HUCHARD : Rapport
sur ce mémoire, *Académie de médecine*, 21 juin 1904). — Mou-
GEOT : Le bain carbo-gazeux (*Thèse de Paris*, 1906).

(2) En Allemagne, on parle des bains de Sarason (?) préparés
avec 300 gr. d'hyperborate de soude et une petite quantité de
borate de manganèse, ce qui fournirait une quantité de 30
à 36 litres d'acide carbonique. Les Drs FRANZE et POLHMANN les
ont employés chez deux artério-scléreux et s'en trouvèrent fort
mal (*Berlin. Klin. Woch.*, 20 mai 1907).—On trouvera dans la
thèse de mon interne, M. MOUGEOT, (de Royat) en 1906, toutes
les indications relatives au bain carbo-gazeux préparé artificiel-
lement.

prolongée des vaisseaux cutanés, et d'abaisser la tension artérielle chez les hypertendus. Aussi, le travail
récent de Jacobœus relatif à l'action des rayons lumineux ultra-violets sur la peau et à ses applications
pour le traitement de l'angine de poitrine, n'a pas
passé inaperçu pour moi. J'ai ordonné ces bains
lumineux à plusieurs hypertendus de la première
période de l'artério-sclérose, et j'en ai obtenu des
résultats très encourageants (1).

Je vous ai déjà parlé dans la dernière leçon, de
l'application de l'*électricité* au traitement des maladies
du cœur. Ce n'est pas une chose nouvelle. Dans leur
ancien Traité, Legros et Onimus en faisaient déjà
mention. En 1895, Dignat proposait les bains sta-
tiques pour élever la tension artérielle. Mais, dans
ces dernières années, on a fait grand bruit des courants de haute fréquence, au sujet desquels les avis
sont très partagés (2). En France, la plupart des
électrothérapeutes (Delherm et Laquerrière, Foveau
de Courmelles, Larat, Vigouroux, A. Weil), pensant
que « science sans conscience n'est que ruine de
l'âme », comme disait Rabelais, affirment que les
résultats annoncés ont été singulièrement exagérés,
et que « l'abaissement durable de la pression par la
répétition des séances a semblé nettement moins constant et surtout beaucoup moins accentué que certains auteurs l'ont proclamé ». En Allemagne, tous
ces succès sont niés par Cohn en 1900, par Bœdecker
et Fromm en 1904, ce qui est une autre exagération ;
car il est certain que ces courants ont une action

---

(1) Jacobœus : *Ugeskrift for Læger*, mars 1907.

(2) On a été jusqu'à contester, en torturant les textes, la prio-
rité de la découverte de ces courants à d'Arsonval, et à l'attribuer à un auteur américain. Je crois que c'est à la fois une erreur
et une injustice.

réelle et favorable sur la circulation capillaire et sur
la ventilation pulmonaire, sur l'augmentation de la
rapidité des échanges, sur l'élimination plus complète des toxines et même sur l'abaissement temporaire de la tension artérielle. Deux exagérations en
sens contraire ont donc été commises au sujet des
courants de haute fréquence, et il faut se garder de
s'en rendre coupable, même lorsqu'il s'agit de combattre des erreurs trop intéressées, tant il est vrai,
comme l'a dit Bacon, que le savant ne doit jamais
avoir l'œil voilé par les passions humaines... Aussi,
pour mettre d'accord ces opinions dissidentes, je n'ai
qu'à reproduire ce que je disais au sujet du traitement de la présclérose, le 15 janvier 1907, à l'Académie de médecine.

« On guérit un trouble fonctionnel, comme l'hypertension artérielle dont le caractère prémonitoire
de l'artério-sclérose a été démontré, mais on ne guérit point par un seul agent thérapeutique l'artério-
sclérose confirmée avec tous ses symptômes si multiples, avec ses manifestations rénales et cardiaques,
avec ses troubles dyspnéiques si accusés, avec ses
accidents toxiques et ses complications angineuses;
on ne guérit pas les cicatrices d'une blessure à
l'aide des agents physiques et médicamenteux dont
j'ai donné l'énumération, du massage, des nitrites,
des bains carbo-gazeux, de l'électricité et des iodures
dont l'influence curative a été singulièrement exagérée. Tous ces moyens ont leur utilité, surtout au
début de la période préscléreuse de la maladie et
même encore au cours de la sclérose confirmée ;
mais ils sont insuffisants parce qu'ils ne s'adressent
qu'à un seul symptôme, à l'hypertension artérielle,
et parce qu'ils laissent celle-ci tomber d'une façon
seulement temporaire, si on n'a pas soin de les unir
toujours au régime alimentaire lacto-végétarien et

hypochloruré, soutenu par la médication rénale et diurétique, soutenu encore à la période avancée de la maladie par la dose d'entretien cardio-tonique de la digitaline cristallisée (un dixième, un quinzième et même un vingtième de milligramme par jour, pendant des semaines et même des mois, avec interruption mensuelle de huit à dix jours). Contre la présclérose et l'artério-sclérose, il n'y a pas un médicament, mais toute une médication ; et un seul remède, quelque puissance qu'on lui suppose, ne peut à la fois abaisser la tension artérielle, combattre les accidents toxiques qui se reproduisent à chaque ingestion alimentaire, vaincre l'imperméabilité rénale, ni plus tard faire rétrocéder et disparaître des lésions étendues à tout l'organisme. »

Voilà ce que je disais il y a quelques mois, et ce que je répète encore aujourd'hui avec une certaine confusion. Car, on ne peut être que confus d'avoir à discuter, à combattre de telles théories, de semblables affirmations, d'autant plus que la mesure de la tension artérielle avec de grossiers appareils est chose délicate, qu'elle expose très souvent à l'erreur, si on ne la rapproche pas de la constatation d'autres signes ; qu'il serait nécessaire, tout au moins, comme les recherches de mon interne Amblard dans mon service l'ont démontré, d'étudier scientifiquement les trois tensions : maxima, moyenne et artério-capillaire. Cela est si vrai que j'ai vu plus de vingt fois venir chez moi des malades que l'on regardait comme hypertendus avec le chiffre de 24, alors que je trouvais 14. On conçoit alors qu'il soit possible de croire à l'abaissement de la tension artérielle de dix degrés, et vous voyez combien il est important de faire rentrer la question dans la voie scientifique. Elle y gagnera en sincérité et en valeur.

En résumé, je dis avec Albert Weil et Mougeot, que les douches hypotensives, les bains hydro-électriques, les bains lumineux, les bains carbo-gazeux, le massage abdominal et musculaire produisent des effets plus constants que l'auto-conduction. Mais, encore une fois, tous ces moyens, même en supposant qu'ils puissent ramener la tension artérielle au niveau normal, sont insuffisants, parce que supprimer un symptôme, ce n'est pas guérir une maladie. Elever la pression sanguine presque toujours amoindrie chez les phtisiques, ou guérir une hémoptysie, ce n'est pas guérir la phtisie. Supprimer l'hypertension pendant quelques intants, quelques jours, ou même plusieurs mois, ce n'est pas supprimer la cause, ni la maladie à plus forte raison.

J'ai beaucoup insisté sur l'emploi des agents physiques, de l'hygiène et du régime alimentaire parce qu'ils sont les trois agents les plus importants dans le traitement de la présclérose. On peut certes, à cette période, avoir recours aux *médicaments vaso-dilatateurs et hypotenseurs* (nitrite de soude, nitro-glycérine ou trinitrine, tétranitrate d'érythrol ou tétranitrol, iodure d'amyle et nitrite d'amyle en inhalations, etc.), surtout à la trinitrine à la dose de 2 à 3 gouttes de la solution au centième, trois ou quatre fois par jour, par exemple. Mais, ces médicaments sont mieux indiqués pour la seconde période, et d'autre part je répète que pour la phase préscléreuse les préparations iodurées dont on abuse sont absolument inutiles (1). Donc, vous le voyez, pour combattre la

---

(1) En Allemagne, pour montrer les abus de l'iodure, on a coutume de dire : « *Wenn weist man nicht wo, wie, warum, gibt man Iodkalium.* » Quand on ne sait pas où, comment, pourquoi, on donne de l'iodure.

présclérose la médication est simple avec un seul médicament, mais avec une hygiène et une alimentation très sévères, aidées de l'emploi d'agents physiques et mécaniques.

IV. — Traitement de la deuxième période

Dans cette période, *cardio-artérielle*, caractérisée par les lésions manifestes des vaisseaux et du cœur, les symptômes toxiques sont beaucoup plus accusés, la dyspnée toxi-alimentaire plus intense, avec ou sans insomnie d'origine dyspnéique ; on constate presque toujours de là tachycardie et souvent un bruit de galop qui disparaît ordinairement dans la forme arythmique ; il y a tendance à la dilatation du cœur, à la production d'œdèmes viscéraux ou périphériques.

Donc, à cette phase, combattre encore l'hypertension artérielle dans sa cause par la prescription du *régime alimentaire* lacto-végétarien et hypochloruré, ou même du régime lacté exclusif ; la combattre toujours dans ses effets par la médication vaso-dilatatrice et hypotensive ; réduire au minimum l'introduction des toxines alimentaires dans l'organisme ; favoriser de bonne heure et toujours leur élimination par le traitement rénal et diurétique ; enfin, soutenir le cœur central dans sa lutte incessante contre les obstacles périphériques : tel est le problème toujours complexe à résoudre.

La *trinitrine* (solution alcoolique au centième, ou en comprimés correspondant à 2 ou 3 gouttes) est prescrite aux doses de 2 à 3 gouttes répétées trois à six fois par jour ; le *tétranitrol* (par abréviation de tétranitrate d'érythrol), absolument insoluble, sous forme de comprimés de 1, 2, 5 ou 10 milligr. deux ou trois fois par jour, en diminuant la dose, comme pour la trinitrine et le nitrite de soude, à l'apparition de la céphalalgie frontale et pulsatile devenue intolérable; le *nitrite de soude*, très soluble, à 0,10 ou 0,30 centigr. par jour. Voici plusieurs formules :

Eau distillée........................ .....   300 grammes
Solution alcoolique de trinitrine au centième.   LX gouttes

Trois à six cuillerées à soupe ou à dessert, ou même à café, suivant la susceptibilité individuelle.

Eau bouillie...............   10 grammes
Solution de trinitrine........   XL gouttes

Pour injections sous-cutanées (non douloureuses), quand on a besoin d'obtenir une action plus rapide. Injecter la moitié ou la totalité de la seringue de Pravaz.

Nitrite de soude.............   1 gramme
Sirop simple...............   100   —

Une cuillerée à café = cinq centigr. de nitrite. Deux à trois cuillerées à café par jour.

Nitrite de soude ....   1 gramme
Eau distillée...............   10   —

Dix gouttes = cinq centigr. de nitrite. Dix gouttes, trois à six fois par jour.

Voici comment on doit procéder :

Pendant 20 jours par mois, je donne la *trinitrine*, ou le *tétranitrol* dont l'action hypotensive est plus prolongée, ou le *nitrite de soude,* aux doses que je viens d'indiquer. Puis, pendant dix autres jours, trois fois par jour, aux repas, une pilule kératinisée d'*iodure de potassium* ou de *sodium*, à 0,10 ou 0,20 centigrammes. Enfin, tous les matins, un cachet de théobromine à 0,50 centigr. avec un verre d'eau d'Évian ou de Vittel. Mais, je ne saurais trop répéter que ces médicaments divers doivent être de temps en temps suspendus et qu'ils n'auraient en tous cas aucune action sérieuse si on ne prescrivait en même temps le régime alimentaire qui reste toujours la base du traitement. Ils doivent être suspendus quand à cette période apparaissent déjà les symptômes de défaillance du cœur avec léger œdème prétibial et diminution de la diurèse. Alors, il est indiqué d'avoir recours à la *digitaline* cristallisée de Nativelle à dose très faible, que l'on peut continuer tous les mois pendant dix à vingt jours de suite : trois gouttes par jour de la solution au millième pendant vingt jours, ou un granule d'un dixième et même d'un quinzième de milligramme pendant dix ou vingt jours.

Je ne parle pas de certains comprimés anti-scléreux qui font fureur dans certains pays étrangers, ni du fameux sérum de Trunecek qui, à l'exemple de l'électricité, a soulevé un enthousiasme extraordinaire. J'ai contribué à le modérer en démontrant qu'il ne servait absolument à rien contre l'hypertension artérielle et le développement de l'artério-sclérose. Il s'agit là d'une bouillabaisse thérapeutique destinée simplement à frapper l'imagination et à rendre service... au médecin, quand il désire faire des injections hypodermiques (1).

V. — Traitement de la troisième période

A cette phase, *mitro-artérielle*, caractérisée par la dilatation des cavités cardiaques et souvent des orifices, par l'abaissement de la tension artérielle, par la tendance aux œdèmes, aux hydropisies et aux congestions viscérales, c'est-à-dire par la mitralisation de la maladie, on observe un mélange de symptômes toxiques et hyposystoliques ou même asys-

---

(1) Composition de ce « sérum inorganique » :

Sulfate de soude	0,44 cent.
Chlorure de sodium	4,92
Phosphate de soude	0,15
Carbonate de soude	0,21
Sulfate de potasse	0,40
Eau distillée	q. s. p. 100 gr.

toliques avec dyspnée intense et constante, diminution souvent considérable des urines avec des quantités d'albumine beaucoup plus accentuées que dans les deux premières périodes.

C'est alors surtout que des complications redou-tables peuvent éclater, quoiqu'on puisse également les observer à la seconde phase : œdème aigu du poumon contre lequel une large saignée produit souvent de vraies résurrections ; infarctus pulmo-naires par cardiectasie, avec crachats hémoptoïques, d'un pronostic si grave et contre lesquels nous som-mes souvent désarmés après la prescription de doses répétées de digitale ; épanchement pleural à droite souvent abondant et latent dont je vous ai déjà parlé et pour lequel une intervention hâtive est nécessaire ; accidents réellement urémiques contre lesquels la médication habituelle doit être dirigée. Pour vous orienter dans ce dédale d'accidents divers, je vous renvoie à mon Traité des maladies du cœur qui vous les fera mieux connaître.

La médication de cette période comprend : le régime lacté exclusif, l'emploi de la théobromine, l'administration de la digitaline.

a) — Sans doute, lorsque vous avez soumis les malades au *régime lacto-végétarien* et surtout au *régime lacté exclusif* pendant la plus grande partie de la seconde période de la maladie, ils finissent par se révolter, par affirmer que ce régime les affaiblit... Répondez, en leur faisant comprendre qu'on ne meurt pas d'affaiblissement, mais qu'on meurt d'em-poisonnement, que d'autre part il faut se soumettre ou se démettre, l'histoire apprenant qu'on se soumet toujours (1). Du reste, comme le dit Bardet, il ne

---

(1) Il est toujours bon de mettre un peu de bonne humeur dans la sévérité des traitements. Aux malades récalcitrants, soumis

faut pas confondre *désir* et *besoin*, deux impressions fort différentes. Car, le désir de manger est trop souvent supérieur aux besoins réels de l'organisme. « Le gros mangeur se sentira débilité quand on le mettra au régime physiologique, parce que l'aliment, comme tout toxique (alcool, morphine, etc.), lui est devenu nécessaire par accoutumance. Mais exigez le maintien du régime, et vous constaterez qu'au bout d'une quinzaine cet homme a repris le même aspect, la même énergie. » Je vais même plus loin et soutiens que cet aspect et cette énergie seront très favotablement modifiés. A la teinte terreuse de la face, celle des intoxiqués, succèdent promptement une coloration rosée des téguments et une force musculaire souvent plus grande.

Malheureusement, certains malades ont un dégoût insurmontable pour le lait qui peut même déterminer des accidents plus ou moins sérieux d'intolérance gastrique ou intestinale, et le régime alimentaire simplement déchloruré ne peut pas remplacer toujours le régime lacté.

J'ai insisté sur *l'intolérance gastrique* et les moyens de la combattre dans mes divers ouvrages et je n'y reviens aujourd'hui que d'une façon sommaire.

Le lait doit être pris chaud ou froid, sucré ou non, additionné ou non d'un peu de thé, de cacao, de café, surtout de moféol, de teinture d'anis, d'eau de fleurs d'oranger, de vanille, d'eau de laurier cerise, d'eau de Seltz (2). Il faut commencer par en prescrire

au régime lacté exclusif et à la théobromine, je dis souvent : « Ne vous plaignez pas, avec la théobromine vous avez la nourriture des Dieux, et je vous mets dans la voie lactée. » Cela vaut mieux que de froncer toujours le sourcil, et de dire gravement et trop sévèrement, comme autrefois Chrestien et Pécholier de Montpellier : « Le lait ou la mort ! »

(2) Le *moféol* n'est autre chose qu'une préparation caféiforme n'ayant aucun des inconvénients du café.

au début deux litres à deux litres 1/2, avec addition
de 60 à 80 gr. de sucre par litre, ce qui réalise une
valeur nutritive de 1000 calories pour un litre, d'après
Maurel; puis 3 litres à 3 litres 1/2 pour préparer
l'accoutumance ; avoir bien soin de soumettre le malade à un certain repos et de lui faire prendre ce lait
toutes les heures ou deux heures par petites quantités
à la fois (200 grammes), par petites gorgées en dix ou
quinze minutes et non en une fois, ce qui pourrait
déterminer la formation dans l'estomac d'un gros
caillot de caséine absolument rebelle à l'action des
ferments digestifs ; prescrire le lait, même par deux
cuillerées à soupe toutes les cinq minutes chez les
hyperchlorhydriques dont l'estomac très irritable en
état d'hypersthénie, comme dit A. Robin, est incapable
de supporter de grandes quantités d'aliments à la
fois, surtout en raison de la tendance à la contracture du pylore et même de tout l'organe ; ou encore
le lait stérilisé à 40° additionné de 60 à 70 gr. de
sucre par litre ; prendre des soins continuels d'antisepsie buccale en se gargarisant après chaque tasse
de lait avec de l'eau de Vichy additionnée d'alcoolat
de menthe ou de cochléaria, de teinture de benjoin,
ou encore avec une solution alcaline quelconque
comme avec le borate de soude. S'il y a tendance à
l'intolérance gastrique (langue saburrale, flatulences,
ballonnement du ventre, haleine fétide, sensation de
gêne épigastrique, et troubles cardiaques consécutifs),
il faut commencer par prescrire le lait écrémé, et si
celui-ci n'est pas encore bien supporté, on le coupera
au tiers ou au quart d'une infusion aromatique
chaude, d'une à deux cuillerées d'eau de chaux ou
d'une eau minérale alcaline.

Pour vaincre l'obstacle qui s'oppose à l'alimentation lactée, il faut agir dès le début de la façon
suivante : Prescrire un purgatif énergique, et le

lendemain, pendant une journée, soumettre le malade
à la diète hydrique absolue avec l'eau stérilisée en
aussi grande abondance que possible, sans adjonction
de sucre ou d'infusions végétales fermentescibles, de
bouillon de bœuf, de veau ou de poulet (Surmont). Après 48 heures de ce régime, la langue
devient normale, l'haleine moins forte, et on peut
donner le lait écrémé en y ajoutant d'abord un quart
d'eau alcaline.

Chez les hyperchlorhydriques ou dyspeptiques
hypersthéniques qui supportent mal le lait, Bardet a
judicieusement insisté sur les prescriptions suivantes dont j'ai éprouvé les bons effets chez beaucoup
de sujets : S'abstenir de l'emploi des alcaloïdes,
même à petites doses, en raison de l'état d'insuffisance hépatique; du bicarbonate de soude en nature,
parce qu'il provoque souvent une forte hypersecré-
tion chez certains de ces malades, et lui préférer
une eau alcaline ordinaire comme Vichy, ou plutôt
encore l'usage du carbonate de chaux à la dose de 2
a 3 grammes, une ou deux heures après la prise du
lait ou même immédiatement après, en ayant soin
de ne pas délayer l'alcalin dans l'eau, capable elle-
même d'exciter la production exagérée du suc gastrique au même titre que les autres aliments (1). Dans
les cas d'hypersthénie gastrique très accusée, faire
usage de cachets contenant de très faibles quantités
de calmants (magnésie hydratée, craie préparée, de
chaque 15 grammes; poudre d'opium et de racine
de belladone, de chaque 50 centigrammes pour cent
cachets (2).

---

(1) Frémont. Action de quelques substances sur la secrétion
gastrique. *Soc. de thérap.*, 18 mars 1901.

(2) On peut enciore faire préparer des comprimés de 0,25 centigrammes de crae préparée, mélangée à autant de sucre et légè-
remen taromatisée; en croquer de temps en temps 6 à 8 représentant ainsi de un et demi à deux grammes d'alcalin (Bardet).

Enfin, pour vaincre l'intolérance, il faut commencer au début pendant dix ou quinze jours, par la dose minima de lait (deux litres avec cent grammes de sucre) nécessaire pour alimenter un homme de taille et de poids moyens. Les doses supérieures à 4 litres de lait sont ordinairement excessives; elles fournissent beaucoup trop d'albumine et surmènent considérablement les fonctions hépatiques déjà amoindries par la maladie.

Telles sont les règles importantes qui doivent présider à la prescription du lait, et je suis tenté de croire avec mon savant ami Albert Robin, qu'il n'y a pas de sujets tolérants ou intolérants pour le lait, mais seulement des médecins capables ou incapables de l'administrer.

L'*intolérance . intestinale* se traduit par une diarrhée répétée et abondante suivant presque immédiatement l'ingestion lactée. Il en résulte un état réel de grand affaiblissement et un amaigrissement rapide puisque le malade ne se nourrit pas. On y remédie en faisant usage du lait stérilisé, et en prescrivant, trois à six fois par jour, des cachets de sous-nitrate de bismuth (0 gr. 60) pour 0 gr. 25 de poudre de cachou, 1 à 2 centigrammes de poudre d'opium brut. Mais, c'est alors qu'il faut prescrire, concurremment avec le lait ordinaire, le képhir n° 2, qui combat la diarrhée et l'affaiblissement des malades en raison de l'alcool qu'il contient. Car, le képhir est du lait de vache ayant subi une fermentation par l'action combinée d'une levûre et d'un microbe. Sous leur influence, la lactose produit de l'acide lactique, de l'acide carbonique et de l'alcool. La caséine précipitée subit un commencement de digestion qui se transforme en propeptone et même en peptone (Surmont).

Chez d'autres malades, le régime lacté exclusif,

laissant dans l'intestin des résidus insuffisants, détermine une constipation opiniâtre qu'il faut combattre
par des lavements froids ou huileux, et par une ou
deux cuillerées de magnésie.

Enfin, quelques malades présentent une intolé
rance insurmontable pour le lait de vache, et on est
alors obligé de lui substituer le lait d'ânesse et le
régime képhirique.

b) — La *théobromine* doit être longtemps et même toujours continuée, à des doses variant de un à quatre
cachets par jour, à 50 centigrammes par cachet (1).

c) — A cette période, lorsque les symptômes hypo
systoliques ou asystoliques font leur apparition, il
faut prescrire la *digitaline cristallisée* à dose antiasystolique, c'est-à-dire à forte dose (quarante à cinquante gouttes de la solution au millième en deux
fois pendant un seul jour, ou dix gouttes par jour
pendant quatre à cinq jours).

VI. — TRAITEMENT DE LA QUATRIÈME PÉRIODE

Voici une quatrième période (*cardiectasique*) que je
n'ai pas encore décrite à part et qui cependant a une

---

(1) Parmi les préparations diurétiques que j'emploie encore concurremment avec la théobromine dont elles sont loin d'égaler
l'action, je dois citer : la *teinture d'apocynum cannabinum* (à la
dose de 20 à 60 gouttes par jour) qu'en Amérique on emploie
souvent en lui attribuant une puissance diurétique telle qu'on
l'appelle le « trocart végétal ». Il y a là certainement une exagération. — Je prescris encore la teinture ou l'extrait fluide de
chimaphylla umbellata (même dose), de la famille des éricacées et
que l'on trouve en Suisse, en Sibérie, dans l'Amérique du Nord.
J'en avais déjà parlé en 1897 dans mon étude sur les médicaments cardiaques (*Thérapeutique appliquée* 1897).—Je répète qu'il
faut toujours prescrire la théobromine pure. Sous le nom de
diurétose (ne pas confondre avec la diurétine), je prescris souvent
avec succès des cachets renfermant 0,50 centigr. (ou 0,25 cent.)
de théobromine pure avec 0,10 centigr. de benzoate de soude,
0,02 à 0,05 centigr. de sulfate de spartéine.

grande importance au double point de vue clinique et thérapeutique.

A un moment donné, le cœur est considérablement dilaté d'une façon presque irréductible; les œdèmes augmentent même avec le lait et les liquides ingurgités par le malade, ils deviennent très durs ne laissant plus l'impression du doigt, ils envahissent rapidement les bourses, l'abdomen et toute la région dorso-lombaire; la digitale n'agit plus, la théobromine reste inerte, les diurétiques divers absolument impuissants; l'induration œdémateuse des membres inférieurs augmente et ceux-ci ont l'apparence de l'éléphantiasis; il y a de l'hydrothorax à droite, de la congestion œdémateuse des poumons, surtout à gauche; le foie est congestionné et douloureux à la pression, surtout au niveau du lobe gauche avec plus ou moins d'ascite... Le malade est dans une situation très périlleuse, il semble que la médication qui lui a réussi jusqu'alors lui soit devenue contraire, et elle l'est devenue en réalité, le dénouement fatal peut arriver d'un moment à l'autre, le temps presse, il n'y a pas un instant à perdre. Que faire?

Tout d'abord, dites-vous bien qu'il s'agit ici d'une médication d'urgence. Il ne faut pas craindre de pratiquer une large *saignée*, ou de faire des *émissions sanguines locales* sur les régions du foie et des reins.

Puis rapidement, il faut cesser l'administration des grandes quantités de lait qui contribuaient à augmenter une sorte de pléthore sanguine avec dilatation du cœur, et ordonner la *réduction des liquides*. Il ne faut plus prescrire que 1.000 à 1.200 grammes de lait, ou même 600 grammes d'eau et 600 grammes de lait pendant plusieurs jours, la diminution de l'apport du liquide devenant un diurétique puissant, tandis que l'augmentation des boissons peut provoquer, dans certaines circonstances, une diminution de la sécrétion urinaire. Et alors, voici la formule du traitement, telle que vous la verrez décrite par Fiessinger et moi dans notre nouveau volume : Clinique thérapeutique du Praticien.

Le premier jour, un litre d'eau et un demi-litre de lait avec une injection de 20 à 25 centigrammes de caféine pour tonifier le malade et le cœur.

Pendant trois jours, même traitement. Après ces trois jours, régime déchloruré lacto-végétarien, et vous constatez ce résultat singulier, en apparence : Si vous prescrivez 1.200 à 1.500 grammes de liquide par jour, la diurèse pourra augmenter jusqu'à 2.000, 2.500 et même 3.000 grammes. En un mot, le malade pourra éliminer un litre à un litre et demi de plus que le chiffre des boissons ingérées. La maladie subira un temps d'arrêt, les œdèmes et les hydropisies diminueront, avec l'augmentation de la diurèse et la diminution de volume du cœur.

Le danger qui menaçait le malade sera pour quelque temps écarté, et quand vous pourrez lui faire reprendre son régime alimentaire, il faudra faire suivre la réduction des liquides de la *réduction des aliments*. Car, si l'homme sain boit et mange trop, comme je le dis avec Fiessinger, si par la suralimentation carnée il s'expose aux dangers d'une véritable intoxication judicieusement désignée par Bardet sous le nom d'*albuminisme*, ces excès sont plus dangereux encore pour le cardiaque et surtout pour le cardio-artériel en imminence de cardiectasie. Il suffit d'une quantité de 3.000 à 3.500 calories pour alimenter un homme bien portant, et comme l'a dit Bardet, pour un homme sédentaire de 60 kilos avec 1 m. 70 de taille, 1.800 à 2.000 calories suffisent. Il l'a prouvé sur lui-même, puisqu'il maigrissait tant qu'il persistait à maintenir son régime autour de 3.000 calories, sous prétexte de réparation; tandis qu'en le réduisant à 2.200 calories par jour, il gagnait progressivement beaucoup de poids (1).

Voici la prescription d'un régime que l'on peut appeler physiologique, calculé à raison de 33 calories par kilogramme et 1 gramme au plus d'albumine :

1.250 gr. de lait en cinq repas et 250 gr. d'eau	844 calories
10 gr. de gruau d'avoine soumis à l'ébullition pour potage léger à chaque prise de lait, c'est-à-dire 5 fois par jour...................	200 —
50 grammes de sucre pour les 5 potages.........	200 —
4 œufs	300 —
100 grammes de pain........................	400 —
	1944 calories

C'est ainsi que vous répondez aux trois indications de cette période si dangereuse : augmentation de la force contractile du cœur, diminution des résistances périphériques, réduction de la masse sanguine. Et vous ne faites pas autre chose que pour un attelage où l'on ne se contente pas de fouetter un cheval, mais où l'on songe aussi à alléger la charrette pour marcher plus vite et mieux. De même, il ne suffit pas de fouetter le cœur et de l'exciter, il faut aussi diminuer la charge des résistances périphériques pour lui permettre de mieux se mouvoir.

Tels sont, d'une façon générale, les principes du traitement de ces cardiopathies artérielles si complètement ignorées autrefois. Certes, il y a encore à ce sujet comme à tant d'autres, des parties toujours

---

(1) BARDET. Importance de la notion de quantité dans le régime des dyspeptiques par excitation ou hypersthéniques (*Société de thérapeutique*, 1903). — Voir encore le travail suivant de PLATEAU : Notes sur la ration alimentaire dite d'entretien au point de vue de la goutte et de l'obésité (*Bulletin de thérapeutique*, 1899).

inexplorées, et ce que l'on sait souffre de ce que l'on ne sait pas ; mais, comme le dit Cl. Bernard, « celui qui ne connaît pas les tourments de l'inconnu doit ignorer les joies de la découverte. »

VII. — Traitement de l'artério-sclérose avec diabète et adipose

Les artério-scléreux, les cardio-artériels peuvent être en même temps adipeux ou diabétiques et il est utile d'envisager ces deux éventualités parce qu'elles offrent des difficultés ; car le régime alimentaire du diabète et de l'adipose est absolument antagoniste à celui de l'artério-sclérose.

a) — Au sujet du *diabète*, j'ai déjà étudié cette question dans mes « Consultations médicales », et je crois l'avoir résolue. D'abord, aucune difficulté, lorsque le régime lacté tend chez quelques sujets, comme l'a remarqué Donkin, à diminuer le chiffre du sucre. Mais que faire, lorsqu'il l'augmente ? Il suffit simplement de prescrire du lait à la dose d'un litre à un litre et demi et d'instituer le régime des pommes de terre à haute dose, lequel agit très favorablement à titre de médication alcaline, comme Coignard, dès 1876 (1), l'a démontré le premier, et comme Mossé (de Toulouse) l'a rappelé, il y a quelques années. Les pommes de terre, comme les œufs, le beurre frais et le riz ont une faible chloruration, ce qui les indique dans le régime de l'artério-sclérose avec hypertension artérielle. En tout cas, lorsque nous sommes en présence d'une cardio-sclérose compliquée de diabète, il faut toujours se rappeler que l'antagonisme thérapeutique entre ces

____

(1) *Union médicale*, 1876.

deux maladies n'est pas absolu, et qu'il faut tout d'abord traiter la maladie la plus grave, c'est-à-dire la première, sans souci des quelques inconvénients qui peuvent en résulter pour la seconde.

b) — *L'adipose cardiaque* chez les artério-scléreux ajoute encore aux entraves circulatoires, et il importe au plus tôt de prescrire la cure d'amaigrissement. Elle est utile bien souvent, trop souvent même, parce que l'homme n'est pas suffisamment convaincu que l'état de santé résulte de l'équilibre parfait du budget des recettes et des dépenses de l'organisme, ce que l'on ne peut obtenir que par une alimentation physiologique. Or, il s'agit de savoir quand commence l'obésité. Elle a été calculée d'après la taille du sujet, le poids en kilos étant représenté par le nombre de centimètres dépassant le mètre de la taille (70 kilos pour 1 mètre 70 de taille par exemple), ce qui est un procédé grossier, puisque chez les enfants de un mètre, le poids pourrait équivaloir à zéro, ou chez une petite femme de 1 mètre 30, à 30 kilos. D'après les médecins militaires, un homme jeune de 25 ans environ, pèse normalement l'excès de la taille sur le mètre compté en centimètres, diminué de 10 pour 100. Ainsi, un homme de 1 m. 70 devrait peser normalement 70 — 7 = 63 kilos. Pour Robin, l'obésité commencerait lorsque le poids dépasse cette même mesure augmentée cette fois de 10 pour 100, soit pour le même sujet : 70 + 7 = 77 kilogrammes. Ce serait donc, comme le dit Bardet, entre ces deux limites que l'on devrait placer le poids normal fort ou faible d'un individu.

J'écrivais, il y a quelques années, que le traitement de l'adipose cardiaque s'inspire de l'étiologie et doit s'appuyer seulement sur le traitement de la polysarcie en général. L'anatomie pathologique me donne absolument raison et nous indique même la marche à suivre, comme vous allez voir.

Si vous ouvrez vos livres classiques, vous verrez qu'on y parle avec Peter de « myocardite graisseuse », ou encore avec la plupart des auteurs, « d'infiltration graisseuse du myocarde » que l'on oppose avec raison à la simple surcharge graisseuse du péricarde et du cœur. Il est de toute évidence que le terme de myocardite graisseuse, constitue une erreur ; car, si la sclérose des vaisseaux cardiaques peut produire secondairement la formation de tissu graisseux à la superficie de l'organe, comme mon interne le Dr Weber l'a démontré en 1888 dans sa thèse inaugurale, il est bien certain que l'adipose n'est pas d'origine directement inflammatoire. Mais il est démontré d'autre part, comme l'a dit Letulle, que « la dégénérescence graisseuse des cellules musculaires du cœur, constitue une rareté exceptionnelle. » Renaut (de Lyon) partage la même opinion qu'il exprime dans des termes presque identiques : « La dégénérescence graisseuse vraie des fibres musculaires cardiaques est une exception ». Cependant, dans sa thèse de 1900, Louis Gallavardin affirme et démontre que dans tous ces cas, il s'agit d'une véritable surcharge graisseuse des fibres cardiaques jusqu'ici sans importance symptomatique (1).

La thérapeutique doit s'emparer des notions anatomo-pathologiques dont l'importance ne vous échappe pas ; car, si les fibres musculaires du cœur sont presque indemnes et rarement envahies par la

---

(1) Letulle. Anatomie pathologique ; cœur, vaisseaux, poumons, Paris 1897. — J. Renaut (de Lyon). Rapport sur les myocardites aiguës. *Congrès de médecine interne de Lille*, 1899. — Louis Gallavardin. La dégénérescence graisseuse du myocarde considérée comme surcharge graisseuse de la fibre cardiaque (*Thèse inaug. de Lyon*, 1900).

dégénérescence graisseuse, si elles sont seulement surchargées de graisse à leur périphérie, comme l'est le cœur tout entier, il est évident que la guérison de l'adipose générale sera suivie de celle du cœur. C'est ce qui arrive le plus souvent au moyen d'un régime alimentaire en grande partie inspiré par Robin, avec quelques modifications ou additions (1).

Le matin, vers 7 heures 1/2, 1er repas avec : viandes froides à volonté, une tasse d'infusion chaude sans sucre, dix grammes de pain (ou une biscotte de pain essentiel de Heudebert pesant exactement dix grammes). — Vers 10 heures, 2e repas (et l'on peut réunir ensemble ces deux repas) : deux œufs, une biscotte, une tasse d'infusion de thé et un cachet de 0,50 cent. de théobromine. — Midi : viandes rôties, grillées ou bouillies sans sauce ; légumes verts cuits à l'eau ; 3 biscottes, une infusion chaude ou un verre d'eau rougie. — 4 heures : une tasse de thé, un cachet de théobromine, une biscotte. — 7 heures et demie du soir : comme à midi. — Promenade de 20 à 30 minutes après les repas, une ou deux pilules laxatives contre la constipation, salade permise sans huile ou avec quelques gouttes.

Chose qui peut paraître extraordinaire au premier abord : ce régime, en l'absence d'iodothyrine ou de tout autre médicament, réussit infailliblement à obtenir un amaigrissement régulier de trois à quatre kilos par mois, à ce point que j'ai vu des obèses diminuer ainsi de plus de 30 kilos en l'espace de moins de dix mois. La théobromine que je prescris est simplement destinée à favoriser un peu la diurèse nécessairement amoindrie par la faible quantité de liquides ingérés. Les malades s'habituent facile-

---

(1) Le traitement de l'adipose du cœur est également exposé dans notre livre en collaboration avec Ch. Fiessinger : Clinique thérapeutique du praticien, Paris 1906.

ment à ce régime, et comme j'ai observé chez les grands obèses des accidents angineux auxquels ils finissent parfois par succomber subitement, ils en sont toujours délivrés par ce traitement.

Celui-ci a un inconvénient chez les artério scléreux par suite de la prédominance du régime carné : il augmente les accidents toxiques et avec eux la dyspnée. On y peut obvier en prescrivant un jour par semaine le régime lacté exclusif, ou même en le maintenant pendant une semaine sur quatre. Dans ces conditions, l'amaigrissement est moins accusé, moins régulièrement progressif, un peu plus long à obtenir. Il faut encore avoir soin de faire plusieurs fois par jour, le massage des muscles de la face pour éviter les rides qui suivent d'ordinaire un amaigrissement rapide. Enfin, sous la même influence, on observe encore quelques troubles cardiaques sans importance dus à un état de véritable *cardioptose* que l'on prévient par un bandage circulaire autour de la poitrine dans le but de maintenir le cœur, et encore par le massage des parois thoraciques et précordiales.

VIII. — Artério-sclérose avec hypertension portale

Une mention spéciale doit être accordée à ce que j'ai étudié sous le nom d'hypertension portale (*Journal des Praticiens*, 1901).

Comme je le disais alors, il y a dans la cavité abdominale une circulation veineuse abondante sur laquelle il faut parfois agir de bonne heure, parce que là dans ce système veineux qui est le grand égout collecteur de l'organisme, une stase sanguine favorisée d'ailleurs par des conditions anatomiques et physiologiques défavorables, peut avoir pour l'intoxication des conséquences d'autant plus graves qu'elle

reste longtemps latente et méconnue. La stase énorme
et permanente dans les veines mésaraïques et la veine
porte n'est autre que la pléthore abdominale des auteurs
anciens, laquelle doit être réhabilitée *(vena porta, porta
malorum)*. Car, ces vaisseaux charriant lentement les
toxines dont ils sont encombrés, il en résulte que le
foie insuffisant à la tâche, se congestionne (foie gastro-
intestinal, non cardiaque), et que neutralisant incomplètement les poisons venus du tube digestif, il les
laisse pénétrer dans tout le torrent circulatoire.
C'est ainsi que chez un malade à circulation portale
retardante, on voit survenir des accidents divers,
regardés souvent comme étant de nature arthritique,
et se traduisant par les signes de la pléthore abdominale : par un gros foie et par des troubles gastro-
intestinaux, conséquence de l'état congestif de la
muqueuse digestive ; par des bronchites et des congestions pulmonaires à répétition ; par un cœur
prompt à la dilatation avec contractions molles et
insuffisantes ; par un rein torpide avec urines rares,
sédimenteuses et chargées d'urates ; par des fluxions
hémorrhoïdaires et souvent par l'abondance du tissu
adipeux. Telle est l'hypertension portale avec ses
principales conséquences, les maladies par ralentissement de la nutrition commençant souvent par le
ralentissement de la circulation veineuse.

Cette hypertension et cette stase portales ont été
réalisées par diverses expériences démontrant la production de trois ordres de symptômes, — anémiques,
hypotenseurs, toxiques, — d'où dérivent tous les
autres. Boërhaave le premier eut l'idée de pratiquer
la ligature de la veine porte chez l'animal, et Claude
Bernard a constaté qu'après cette ligature expérimentale, le cerveau et les organes deviennent exsangues, tandis que tout le sang s'accumule dans les
organes digestifs. Après la même expérience, Tappei-

ner en 1873, puis Picard (de Lyon) en 1880 ont
remarqué un abaissement notable de la tension artérielle, une accélération marquée des contractions
cardiaques qui s'affaiblissent rapidement, comme s'il
s'agissait d'une hémorrhagie abondante, et c'est bien
ainsi que les choses se passent. Comme si elle n'était
plus, une masse considérable de sang se trouve
immobilisée dans la portion sous-diaphragmatique
du corps, et alors les autres organes se trouvent
dans les conditions où on les aurait placés si ce sang
immobilisé avait été soustrait à l'organisme par une
grosse hémorrhagie. Il y a donc dans ce cas un
mélange de symptômes congestifs et anémiques à la
fois, suivis bientôt d'accidents toxiques, lesquels
dus à l'insuffisance hépatique dans une seconde
phase, arrivent à souvent constituer l'origine intestinale de l'artério-sclérose.

Contre cette hypertension [et cette stase portales, le seul moyen qui produise de bons effets,
c'est le *massage abdominal* qui, pratiqué dans mon
service de l'hôpital Nécker par Cautru, a donné les
résultats suivants : Régulation de la tension artérielle, augmentation de la diurèse, modifications
profondes dans la composition chimique des urines
(augmentation de l'acide phosphorique, des chlorures, de l'urée avec diminution de l'acide urique). Le
massage abdominal produit une désintoxication partielle de l'organisme, et il devient encore, comme
je l'ai dit et prouvé, un agent de renforcement pour
l'action des médicaments.

IX. — TRAITEMENT DE L'ARTÉRIO-SCLÉROSE AVEC ANGINE DE POITRINE

Les artério-scléreux, les aortiques, les cardio-
scléreux peuvent être atteints en même temps d'*angine*

de poitrine coronarienne avec hypertension artérielle qui aggrave la sténocardie sans la produire ; car, celle-ci à l'état de simple coronarite et en l'absence de toute lésion aortique ou artério-scléreuse, existe aussi avec une tension artérielle absolument normale ou même amoindrie. En tout cas, le traitement de l'angine de poitrine vraie se place naturellement ici, et je ne ferai que le formuler en quelques mots, puisque je vous l'ai fait souvent connaître. Le voici :

Régime alimentaire lacto-végétarien et repos complet d'au moins une heure après chaque repas ; le matin un cachet de théobromine à 0,30 ou 0,50 centigrammes avec un verre d'eau d'Evian ; vingt jours par mois, trois à six fois par jour un comprimé de tétranitrol à deux ou cinq milligr., ou encore la trinitrine en solution au centième à la dose de trois gouttes, trois à huit fois par 24 heures en ayant soin de diminuer la quantité à l'apparition d'une céphalalgie pulsatile et frontale intolérable ; inhalations d'ampoules de nitrite d'amyle pour les grands accès, et d'iodure d'amyle pour les petits accès. — Pendant dix jours par mois, une pilule kératinisée de 0,15 centigr. d'iodure de potassium ou de sodium. — Eviter les marches précipitées après les repas et contre le vent, tout effort, montées d'étages, constipation. Fuir la fumée de tabac.

L'angine de poitrine, depuis qu'elle est connue, c'est-à-dire depuis plus d'un siècle, a donné lieu à des discussions interminables sur sa vraie nature, et c'est ainsi que j'ai compté plus de 70 théories pour l'expliquer avec une centaine de médications différentes. Dans ce dédale de médicaments divers, il fallait s'orienter et on ne le pouvait qu'en s'appuyant sur la physiologie que l'on ne doit jamais séparer de la pathologie ; et c'est ainsi que doivent être défendus tous les médicaments qui, en élevant la tension artérielle, en produisant ou en augmentant le spasme vasculaire, en fermant le rein, en affaiblissant le cœur, en déterminant des syncopes, deviennent les complices de la maladie : ergot de seigle, belladone, bromures, chloroforme, émissions sanguines, antipyrine, cocaïne, faradisation cutanée, etc. Tous ces médicaments ont fait leur temps ; les uns sont inutiles, les autres nuisibles, comme je l'ai démontré il y a quinze ans (1).

En vous les faisant connaître, je vous permets de ne pas vous voir appliquer cette boutade de Montaigne qui malheureusement renferme une part de vérité :

« Lorsque les vrayx maulx nous faillent, la science nous preste les siens. »

(1 H. Huchard. Les médications nuisibles ou dangereuses dans l'angine de poitrine. (*Journal des Praticiens*, Paris 1892.)

VI

Traitement des cardiopathies endocardiques et valvulaires

Il y a quelques mois, j'étais appelé à voir un enfant de huit ans, qui avait été atteint quelques semaines auparavant, de torticolis avec quelques douleurs très légères dans les membres. On les attribuait à la croissance ou à la fatigue, comme on le croit trop souvent, et elles n'étaient autre chose que des douleurs franchement rhumatismales. Le médecin qui ne connaissait pas les allures habituelles, souvent frustes, larvées et trompeuses du rhumatisme infantile, ne pensa point à ausculter le petit malade, et quel ne fut pas l'étonnement, lorsque quelques mois après, le voyant à ma consultation, j'affirmai l'existence d'une lésion presque irrémédiable, d'une insuffisance mitrale due bien certainement à la poussée rhumatismale à peine appréciable que je viens de signaler !

J'ai encore sous les yeux en ce moment un jeune homme de seize ans atteint d'une insuffisance mitrale, d'une insuffisance aortique avec symphyse péricardique à la suite de douleurs rhumatismales si légères il y a six ans, qu'elles passèrent encore inaperçues et que l'auscultation du cœur ne fut pas alors pratiquée.

Les faits de ce genre sont fréquents ; je les ai observés sur un grand nombre d'enfants, et il y a 23 ans en voici un qui n'est jamais sorti de ma mémoire, parce qu'il m'a appris ce que je savais insuffisamment et parce qu'il appartient à un membre de ma famille.

A quelques lieues de Paris j'allais voir un jeune collégien qui était à l'infirmerie pour une « simple entorse », ressentie en jouant. A l'examen, je trouvai l'articulation tibio-tarsienne gauche un peu douloureuse et gonflée, quelques douleurs très vagues sans gonflement des tissus et avec une rougeur cutanée à peine appréciable au niveau de plusieurs articulations. Le pouls était un peu fréquent, et la température marquait dans l'aisselle 38°2. Cette « entorse » fébrile fut un trait de lumière, et en auscultant le cœur, je constatai une endo-péricardite des plus nettes, certainement d'origine rhumatismale. Je soumis l'enfant à la médication salicylée intensive, telle que je la comprends, et j'eus la satisfaction très grande de guérir cette affection du cœur traitée à son début, c'est-à-dire en temps opportun.

Encore une fois, j'ai vu bien des faits de ce genre, d'enfants qui restent toute leur vie des infirmes cardiaques par suite de l'ignorance du médecin, et d'autres qui guérissent parce que le médecin connaît les allures du rhumatisme infantile.

I. — Traitement préventif

DES CARDIOPATHIES RHUMATISMALES

Quel enseignement tirer de ces faits ?

Les deux fameuses lois de Bouillaud sont en défaut, et je vous les rappelle :

1° Dans le rhumatisme articulaire aigu, généralisé

et fébrile, la coïncidence d'endocardite ou d'endopéricardite est la règle, la loi ; la non-coïncidence, l'exception.

2° Dans le rhumatisme articulaire aigu, léger et partiel, apyrétique, la non-coïncidence des complications cardiaques est la règle ; la coïncidence, l'exception.

Ces lois sont en défaut, puisque dans le rhumatisme infantile, le cœur se comporte comme une articulation. C'est même Bouillaud qui l'a dit sans en tirer toutes les conséquences, puisqu'il est démontré, comme je ne cesse de le répéter, qu'il suffit de *peu* de rhumatisme pour déterminer *beaucoup* de complications cardiaques chez l'enfant, et qu'il faut beaucoup de rhumatisme chez l'adulte pour donner lieu à peu de complications cardiaques. Cela est si vrai que, lorsque vous voyez évoluer pour la première fois un rhumatisme articulaire aigu, même généralisé, fébrile et grave en apparence, chez un homme de trente ou trente-cinq ans, vous pouvez presque toujours affirmer qu'il ne fera qu'effleurer les séreuses cardiaques, même s'il y touche. Par conséquent, il y a une troisième loi clinique très importante que je formule ainsi :

3° Dans le rhumatisme articulaire aigu, même apyrétique, partiel ou généralisé, la fréquence des complications endopéricardiques dépend le plus souvent de l'âge du sujet, cette fréquence étant à son maximum dans l'âge infantile où elles atteignent très fréquemment le péricarde.

En un mot, les complications endopéricardiques du rhumatisme infantile sont graves, tant par leur extension que par leur intensité. Non seulement elles atteignent le péricarde et l'endocarde, mais encore parfois le myocarde (pancardite).

Chez les enfants, défiez-vous des douleurs « de

fatigue ou de croissance », défiez-vous même de la seule fatigue qui souvent est un signe de rhumatisme larvé ; défiez-vous du torticolis, d'une entorse douteuse et mal définie, d'un simple endolorissement des membres, et auscultez souvent le cœur. Dans la plupart des cas, il s'agit de rhumatisme que vous devez rapideement réprimer par l'emploi de salicylate de soude. Certes, ce médicament si actif n'exerce aucune action curative sur les complications cardiaques, il fait mieux : il les prévient, mais à la condition que son mode d'administration soit bien connu et régulièrement appliqué. Or, cette administration doit être précoce, d'emblée intensive, ininterrompue pendant la nuit comme pendant le jour, post-arthropathique, fractionnée.

Il faut qu'elle soit *fractionnée*, les médicaments à élimination rapide devant être souvent répétés, afin d'impressionner le plus longtemps possible l'organisme par l'action médicamenteuse.

Il faut que la médication soit non-seulement diurne, mais encore *nocturne*, parce que les maladies ne sommeillent pas la nuit, et que dans la maladie rhumatismale — une visiteuse nocturne, comme disait Sydenham pour la goutte — les complications endo-péricardiques peuvent survenir nuitamment, en quelques heures durant lesquelles le traitement salicylé a été interrompu.

Il faut que la médication soit *post-arthropathique*, c'est-à-dire qu'elle soit continuée encore pendant plusieurs jours et même plusieurs semaines, à faible dose (salicylate de soude à 1 ou 2 grammes, salicylate de méthyle en applications externes, aspirine en cachets de 0,20 à 0,25 centigrammes) parce qu'il y a des endocardites évoluant après la disparition apparente ou réelle des arthropathies.

Il faut que la médication soit *précoce, d'emblée in-*

tensive, et l'anatomie pathologique nous l'apprend. Dans toute endocardite microbienne il y a deux périodes : l'une dans laquelle on constate seulement l'existence d'une colonie de pneumocoques, par exemple dans l'intérieur de la valvule, comme l'a démontré Haushalter (de Nancy), ou encore une colonie de microorganismes, toujours sans réaction inflammatoire, comme l'a vu Achalme pour le rhumatisme (première phase d'*endocardie* ou période microbienne pure) ; l'autre caractérisée par la réaction inflammatoire (seconde phase d'*endocardite*). Il est évident que le salicylate de soude, dont l'action anti-microbienne l'emporte sur l'action antiphlegmasique, sera plus efficace à la première qu'à la seconde période, et c'est pour cette raison que la médication doit être intensive d'emblée.

Si l'on avait bien connu ces préceptes et si on les avait toujours mis en pratique, que de complications cardiaques eussent été évitées !

II.—Evolution générale des cardiopathies valvulaires

Après avoir montré comment on peut prévenir, surtout dans le jeune âge, une endocardite et une affection valvulaire, il importe de vous indiquer la conduite à suivre lorsque celle-ci est un fait accompli. Mais tout d'abord, quelle en est l'évolution ?

Au début, il y a seulement une lésion d'orifice — insuffisance ou rétrécissement — qui se traduit par un souffle ; simple maladie anatomique alors, qui ne se manifeste par aucun des troubles fonctionnels connus de tous. Dès que ceux-ci font leur apparition, la maladie devient clinique et elle passe par quatre périodes successives : eusystolie, hypersystolie, hyposystolie et asystolie.

L'*eusystolie* est la période latente d'adaptation, et elle se distingue ainsi de la phase d'*hypersystolie* qui n'est autre chose que la compensation par hypertrophie du cœur. Les exemples suivants vont permettre de comprendre les grandes différences séparant ces deux termes.

Par la pensée, supposez les quatre orifices du cœur très rétrécis, à peu près également. Alors, les choses se passeront comme si aucune lésion n'existait. Le contenant s'adaptant nécessairement au contenu, il résulterait de ce fait une diminution de volume du cœur, de tout l'appareil circulatoire, de tous les organes. Dans le rétrécissement mitral, surtout d'origine congénitale, le même phénomène d'adaptation se produit. Par le fait de la sténose valvulaire, peu de sang passe dans le ventricule, d'où atrophie ou plutôt rétraction de celui-ci; peu de sang du ventricule gauche dans l'aorte, d'où atrophie et rétraction de tout l'arbre aortique; peu de sang des artères dans les organes, d'où diminution de volume de ceux-ci, petitesse de la taille et sorte d'infantilisme avec tous les attributs de l'anémie, de la chlorosis aortica. Ici, il y a donc *adaptation* des organes, des vaisseaux, du cœur, à la faible quantité de sang qu'ils reçoivent.

Le rétrécissement mitral, congénital ou acquis, équivaut à une ligature incomplète des veines pulmonaires, et c'est pour cela que cette maladie est caractérisée par une dyspnée constante, démontrée non seulement par mes observations cliniques et mes recherches spirométriques, mais aussi par la mensuration de la capacité respiratoire étudiée dans mon service par le Dr Charlier, à l'aide du procédé chimique de Gréhant. Cette dyspnée est véritablement cardiaque ou cardio-pulmonaire, et c'est pour cela encore que dans cette cardiopathie essentiellement dyspnéisante, la maladie peut être au cœur, mais que le danger reste au poumon où tant de complications le menacent. Luttant contre l'obstacle au niveau de l'orifice auriculo-ventriculaire, l'oreillette gauche se dilate et s'hypertrophie ensuite, et en raison de cette sorte de ligature des veines pulmonaires, le sang va refluer dans le poumon, d'où augmentation considérable de la tension sanguine dans la petite circulation, d'où dilatation et hypertrophie consécutive du ventricule droit. C'est la *compensation* de la lésion qui se traduit par l'hypertrophie de l'oreillette gauche et du ventricule droit.

Ainsi, dans la sténose mitrale, l'*adaptation* se fait par le ventricule gauche qui s'atrophie et se rétracte, tandis que la *compensation* se fait par l'oreillette gauche et le ventricule droit qui s'hypertrophient.

L'adaptation, silencieuse dans sa production, est un travail physiologique qui tend d'une façon passive à complètement annihiler ou suivre les effets d'une lésion. Dans la compensation, il y a une exaltation fonctionnelle, un effort actif, une lutte incessante contre la lésion, ce qui explique pourquoi les maladies compensées ne sont plus latentes. Il résulte de ces faits, que la thérapeutique n'a pas à intervenir dans la période d'adaptation, spontanément physiologique ; l'hygiène suffit pour suivre la nature là où elle vous dirige. La compensation est à la fois physiologique et surtout pathologique, et contrairement à l'opinion généralement reçue, il n'y a pas lieu de la provoquer, mais surtout de modérer la compensation exagérée, c'est-à-dire *l'hypersystolie*, cela par beaucoup d'hygiène, beaucoup de régime alimentaire, souvent par la digitale à dose sédative (un granule d'un dixième de milligramme de digitaline cristallisée pendant cinq à six jours tous les mois, ou dix à cinq gouttes de la solution au millième pendant trois à six jours).

La compensation a fait son œuvre pendant des mois ou des années. Puis un jour survient où le cœur et les organes, las de lutter, deviennent insuffisants à la tâche, où l'asthénie cardio-vasculaire entre en scène. C'est la période de *l'hyposystolie*, suivie plus tard de l'*asystolie*; l'hyposystolie que j'ai décrite il y a vingt ans (1), caractérisée par un œdème périphérique prétibial encore peu accentué, par un état congestif à peine appréciable des viscères, par des mouvements du cœur précipités, désordonnés, inégaux, avec un mélange de contractions faibles et fortes, ce qui indique que le cœur n'est pas encore en asystolie, puisqu'il est toujours capable de systoles énergiques et compensatrices; l'asystolie, si bien décrite par Corvisart sous le nom de *facies propria* des affections cardiaques dans lesquelles, dit-il, « on dirait que tout le système veineux seul est injecté. » Après Corvisart qui a décrit l'état asystolique sans le désigner par un mot spécial, Stokes a voulu expliquer ces faits, et rendant justice à Laënnec, il a dit avec lui que les altérations des valvules ont peu d'influence sur la santé générale tant que le tissu du cœur est resté sain : « C'est dans les conditions vitales et anatomiques de la fibre musculaire que se trouve la clef de la pathologie cardiaque. » Il aurait dû dire : la clef du pronostic. En 1856, lorsque Beau créa le nom d'asystolie qui a fait fortune, il n'avait vu que l'insuffisance myocardique et il avait laissé de côté les vaisseaux, qui jouent cependant un grand rôle dans la production des accidents.

---

(1) H. Huchard. Quand et comment doit-on prescrire la digitale? *Journal des Praticiens* 1887-1888, et tirage à part de 136 pages.

Puis, comme toujours, après avoir méconnu l'hypo-systolie et l'asystolie caractérisées le plus souvent par l'hypotension artérielle avec hypertension pulmonaire et veineuse, les médecins abusèrent de ces deux termes. Ils virent l'asthénie cardio-vasculaire là où elle n'est pas, la confondirent et la confondent encore avec l'arythmie et la tachy-arythmie, avec l'arythmie palpitante, la thrombose cardiaque, la dyspnée toxi-alimentaire, la dyspnée de Cheyne-Stokes, l'œdème aigu du poumon, les accidents gravido-cardiaques, les infarctus pulmonaires (ceux-ci pouvant bien survenir dans le cours de l'asystolie, mais ne constituant pas l'asystolie elle même), avec les accidents asphyxiques et ultimes de la scoliose. A ce dernier point de vue, j'ai déjà prouvé que chez les gibbeux, les poumons considérablement atrophiés souffrent plus que le cœur, que l'asphyxie précède l'asys-tolie, d'où l'indication d'une saignée générale suivie, s'il y a lieu, de l'administration de la digitale; tandis que dans les affections valvulaires, l'asystolie précède le plus souvent l'asphyxie, d'où l'indication de la digitale d'abord et des saignées locale ou générale ensuite, si les accidents asphyxiques font tardivement leur apparition (1).

J'insiste sur tous ces détails, parce que la confusion dans les termes et dans le diagnostic entraîne la confusion et des fautes graves dans la thérapeutique. Inutile de vous tracer de nouveau le tableau de l'hyposystolie et de l'asystolie; il est suffisamment connu par les détails que je viens de leur consacrer. Mais, il faut que vous connaissiez encore l'existence de ce que j'appelle la *toxi-asystolie*, spéciale aux cardiopathies artérielles à leur ultime période, caractérisée toujours par la prédominance des phénomènes

____

(1) Huchard. *Consultations médicales* (4ᵉ édition 1906).

toxiques unis à ceux de la défaillance cardiaque. Il en résulte que le traitement, à la fois anti-asystolique et antitoxique, doit viser non seulement l'insuffisance du cœur, mais aussi l'insuffisance du rein.

Je vous ai dit encore qu'il fallait faire une distinction entre l'*asystolie nerveuse* (par compression ou paralysie des nerfs pneumo-gastriques) et l'*asystolie mécanique* ou asthénie cardio-vasculaire des cardiopathies endocardiques.

Nous connaissons donc, non seulement l'asystolie, mais aussi l'état pathologique qui la précède : l'hyposystolie. Peut-on aller plus loin, et y a-t-il des symptômes précurseurs, déjà témoins de l'insuffisance cardio-vasculaire, permettant de prévoir et de prévenir l'hyposystolie ; en un mot, n'y a-t-il pas plusieurs signes préasystoliques? On peut répondre affirmativement à cette question, quoique cette *période préasystolique* soit inexactement dénommée, puisqu'elle traduit déjà d'une façon formelle et certaine le premier état d'insuffisance cardiaque.

Comme je vous l'ai déjà dit, au cours des cardiopaties valvulaires en instance d'hyposystolie, l'*augmentation du poids* plus ou moins rapide des malades coïncidant avec la diminution de la diurèse, est un indice des œdèmes interstitiels ou viscéraux et des congestions passives viscérales qui précèdent souvent, sinon toujours, l'apparition de l'œdème périphérique, prétibial ou péri-malléolaire. Ces œdèmes viscéraux ou interstitiels étant souvent latents ou peu appréciables à l'auscultation, il faut peser les malades, ainsi qu'un médecin danois, Jacobœus, l'a recommandé il y a cinq ans, et comme je l'avais indiqué moi-même en 1887. L'exemple que je vous ai cité dans la dernière leçon me dispense d'entrer dans de nouveaux développements à ce sujet.

Un autre symptôme signalé en 1903 par Péhu (de Lyon), la *nycturie* (ou polyurie nocturne), a aussi une certaine importance, surtout lorsqu'il s'unit à ceux que je viens de vous indiquer. Normalement, nous émettons les deux tiers d'urines pendant le jour et l'autre tiers pendant la nuit. Lorsque la tension artérielle vient à baisser et lorsque l'hyposystolie est menaçante, c'est le contraire qui arrive : les malades urinent environ les deux tiers pendant la nuit et l'autre tiers pendant le jour. Pourquoi? Je vous soumets cette simple explication : Les urines deviennent plus abondantes pendant la nuit, parce qu'alors la tension artérielle se relève presque physiologiquement.

Enfin, la constatation et *la mesure de l'état fonctionnel du cœur* est chose possible. Vous savez qu'à l'état normal, le chiffre des pulsations augmente de 6 à 8 ou 10 lorsque nous passons de la position couchée à la station verticale. Lorsque l'écart est plus considérable, se mesurant par 10 ou 20 pulsations, cela veut dire que l'hypotension artérielle augmente et que le cœur fléchit. — Il y a encore un procédé plus compliqué, celui de Katzenstein (1904) consistant à noter la pression artérielle et la fréquence du pouls après la compression digitale des deux artères iliaques. Lorsqu'après cette compression, la tension artérielle ne présente aucune variation, et à plus forte raison lorsqu'elle diminue avec augmentation de fréquence du pouls, cela indique une insuffisance cardiaque; mais le cœur est suffisant, lorsqu'après cette compression, on note une augmentation de tension artérielle avec fréquence normale et surtout moindre du pouls. En appliquant ce procédé sur les fémorales, je suis arrivé à des résultats souvent exacts. — Il y a aussi le procédé de Litten que je n'ai pas encore vérifié; il consiste à comprimer la radiale jusqu'à la suppression de ses battements, et à noter ensuite après combien de temps le pouls rétrograde apparaissant dans la partie périphérique de ce vaisseau devient presque aussi fort que le pouls normal ; la durée de ce laps de temps pourrait ainsi déterminer l'état de force ou de faiblesse du cœur.

Maintenant que vous connaissez l'hyposystolie avec les trois principaux signes permettant de la prévoir, il vous sera plus facile de la prévenir ou de la guérir par le traitement que je vais étudier.

III. — Traitement de l'asystolie

1° Il y a des états hyposystoliques ou asystoliques qui peuvent être traités *sans digitale*. Voici des exemples :

Un homme de peine atteint de cardiopathie artérielle au commencement de la 3ᵉ période porte des fardeaux très lourds et surmène son cœur qui se dilate, avec diminution de la diurèse et œdème périphérique. Je le mets simplement au repos complet, au régime lacté exclusif avec prescription de deux cachets de théobromine à 0,50 centigr. En huit jours, les symptômes toxi-asystoliques guérissent sans digitale.

Dans l'asystolie cardiectasique des cardiopathies artérielles, de l'adipose cardiaque, de certaines lésions valvulaires avec thrombose cardiaque, dans l'asphyxie des gibbeux précédant l'asystolie, le repos, le régime alimentaire et les médicaments diurétiques ne sont pas suffisants, et une large émission sanguine rétablit l'équilibre circulatoire, fait disparaître les congestions passives et les œdèmes, tonifie indirectement le cœur et élève la tension artérielle ; mieux encore, elle peut agir à titre de médication diurétique. Fait paradoxal en apparence, mais très compréhensible, puisque la saignée a enlevé l'obstacle qui s'opposait au fonctionnement rénal. Il y a dans les thèses de mes élèves Thierry et D. Courtade, des observations où dans ces conditions, la phlébotomie a été suivie d'amélioration et de guérisons presque inespérées (1).

2º En présence d'un état asystolique qui a résisté à l'emploi des simples moyens diurétiques ou hygiéniques, l'indication de la digitale est nettement posée et je veux encore vous exposer, d'après mon Traité des maladies du cœur, son mode d'emploi sur lequel j'insiste depuis de longues années.

Ne vous hâtez pas de prescrire immédiatement le médicament, mais ouvrez-lui les voies pour en favoriser et en augmenter l'action, et cela au moyen du repos, du régime lacto-végétarien ou lacté, de l'administration de quelques diurétiques, même d'un purgatif. En résumé, voici la formule du traitement :

1º Repos du malade, le repos étant déjà la digitale du cœur ;

2º Régime alimentaire lacto-végétarien ou même lacté exclusif pendant plusieurs jours afin de préparer ainsi l'action diurétique du médicament ;

3º Le 2ᵉ ou 3ᵉ jour, purgatif (0,60 centigr. de calomel et de résine de scammonée, ou 15 à 20 grammes de teinture de jalap composée, ou encore deux à trois verres d'eau de Montmirail). Ne pas abuser des purgatifs salins qui diminuent la sécrétion urinaire, sauf le sulfate de soude qui, en s'éliminant par le rein, provoque la diurèse après les effets purgatifs ;

4º Le lendemain du purgatif, prescription en une fois et en un seul jour de XL à L gouttes de la solu-

____

(1) THIERRY, 1887, COURTADE, 1888, *Thèses de Paris.*

tion de digitaline cristallisée de Nativelle au millième
(c'est-à-dire pour cette dernière dose. un milligramme
de digitaline cristallisée). On peut également prescrire la macération de feuilles de digitale à doses
décroissantes pendant quatre jours (0,60 centigr. le
premier jour, en diminuant de 0,10 centigr. les
jours suivants jusqu'à 0,30 centigr. le dernier jour).
Mais, je préfère toujours employer la digitaline cristallisée pour des raisons que j'ai maintes fois énu-
mérées : identité d'un produit nettement défini,
invariable dans sa composition chimique et dans son
action thérapeutique, ayant les mêmes effets que la
digitale ; possibilité de son emploi en injections
sous-cutanées d'huile digitalinique de Lasnier, Martignac et Rosenthal, à la dose d'un quart ou d'un
huitième de milligramme.

Dès le lendemain de ce traitement, contrairement
à l'opinion courante qui admet la lenteur d'action
de ce médicament, l'effet se produit le plus souvent :
d'abord augmentation de force des systoles et ralentissement du pouls qui peuvent survenir après quelques heures (action *cardiaque* assez rapide); puis, augmentation plus ou moins considérable de la diurèse
avec résorption des œdèmes (action *rénale* ou diurétique plus lente). Cependant, il ne faut pas chercher
avant tout. comme on l'enseigne à tort, le ralentissement du pouls. Car, dans l'asystolie l'action cardiaque de la digitale peut ne se manifester qu'après
l'action diurétique ; exemple de l'action dissociée du
médicament, utile à connaître, puisqu'elle nous indique qu'après avoir produit son action diurétique
par l'augmentation des urines, la disparition des
œdèmes, des hydropisies et des congestions passives,
la digitale peut et doit même être prescrite encore,
huit ou douze jours après, pendant un ou deux jours,
afin qu'elle puisse exercer cette fois son action cardio-

tonique et retarder ainsi l'échéance de nouvelles crises asystoliques.

Il importe de ne jamais prescrire aucun autre médicament, comme le strophantus, la spartéine en même temps ou immédiatement après la digitaline. Du reste, sait-on ce que l'on fait en associant deux ou trois drogues qui peuvent et doivent agir différemment ? Car, je le répète, la digitale n'a pas de succédanés, quoique j'en aie compté une vingtaine au cours de mon étude sur les médicaments cardiaques dans la Thérapeutique appliquée de A. Robin, les derniers en date étant encore la *cecropia peltata* (dix gouttes trois fois par jour ; plante des Antilles et de l'Amérique du Sud), et la *digalène*, un produit dont on nous cache la composition exacte et qui n'est certainement pas de la digitale, puisqu'elle est oluble, qu'elle ne s'accumule pas dans l'organisme en raison de son élimination rapide. Or, les médicaments insolubles possèdent une action plus puissante et de plus longue durée que les médicaments solubles, et cela explique pourquoi le tétranitrol est beaucoup plus actif que la trinitrine et le nitrite de soude, pourquoi encore la théobromine insoluble est un diurétique si fidèle et si constant, et cela est si vrai que, si l'on me présentait une théobromine soluble, je ne m'en servirais pas.

En résumé, la tactique médicamenteuse de l'asystolie peut ainsi se résumer : Traitement préparatoire de la digitale par le repos, le lait, le purgatif ; puis, dose massive de cinquante gouttes de la solution de digitaline au millième pendant un seul jour pour résorber les œdèmes (action diurétique) ; dix jours après, une dose de XX à XXX gouttes pour tonifier le cœur (action cardiaque), ou des quantités correspondantes de macération de feuilles de digitale : 0,60 centigr. le premier jour, à doses décroissantes

de 0,10 centigr. tous les jours pendant 4 jours, et
15 jours après une dose de macération ou d'infusion
de digitale à 0,30 ou 0,20 centigr.; enfin, administration systématique de la digitaline tous les mois, à
la dose de XX à XXX gouttes ou d'un granule d'un
quart de milligr. pendant trois à quatre jours, pour
prévenir de nouveaux retours asystoliques.

Mais, l'infaillibilité médicamenteuse n'existe pas,
même pour ce médicament héroïque dont Murri (de
Boulogne), disait autrefois qu'avec lui « on fait
gagner des années de vie avec l'économie de beaucoup de souffrances ». On se trouve étonné que la
digitale ne produise presque aucune action diurétique ou cardiaque, alors même qu'on l'administre
suivant les règles précises que je viens d'indiquer.
Ces insuccès sont imputables à la maladie et au
malade, au médecin, au médicament (1).

1° *Insuccès dus à la maladie.* — L'impuissance de
la digitale n'est pas due, comme on l'a cru longtemps, à la profonde dégénérescence du myocarde;
elle est le plus souvent temporaire et due à des barrages circulatoires que l'on peut observer au cœur,
à la périphérie, dans les organes.

Le barrage *central* est dû souvent à une dilatation
presque irréductible du cœur, avec ou sans thrombose cardiaque. Alors, une saignée générale lève le
plus souvent l'obstacle et fait récupérer à la digitale
toute son action. — Le barrage *périphérique* est dû à
l'énorme distension des membres œdématiés dont
l'induration s'oppose à la résorption des œdèmes.
En pratiquant pendant plusieurs jours des mouche-

____

(1) H. Huchard. Les causes d'insuccès de la digitale (*Journal
des Praticiens et Soc. de thérapeutique*, 1892. *Traité clinique des
maladies du cœur et de l'aorte.* Paris 1905, tome III, p. 831-838)

tures sur les membres, on lève l'obstacle périphérique
constitué par la compression de l'œdème dur sur les
vaisseaux, comme on avait tout à l'heure triomphé
de l'obstacle central constitué par l'encombrement
ventriculaire, et la digitale agit de nouveau. — Le
barrage est *viscéral* quand le foie est congestionné,
quand il y a un épanchement pleural plus ou moins
latent, et alors il faut diriger toute la thérapeutique
du côté du foie (calomel, évonymine, sulfate de
soude, combretum (1), extrait hépatique, ventouses
scarifiées sur la région hépatique, etc.), et du côté
de l'appareil respiratoire (thoracentèse hâtive). Mais
lorsque le foie, au lieu d'être simplement congestionné, est profondément sclérosé, l'ascite qui en est
la conséquence résistera toujours à la digitale, parce
qu'elle est seulement le médicament des hydropisies
cardiaques, et que celle-ci est d'origine hépatique.

Pour le rein, l'imperméabilité de cet organe dans
la néphrite interstitielle, l'abondance de l'albumine
dans la néphrite parenchymateuse ne sont pas, comme
on l'avait cru (encore une erreur thérapeutique!)
des complications à l'emploi de ce médicament (2).

2° *Insuccès dus au médecin.* — On le prescrit trop
timidement, trop peu de temps ou trop longtemps,
à trop petites doses parce qu'on a toujours devant soi
le spectre de ce médicament qui « s'accumule dans
l'organisme et s'élimine ou disparaît lentement. »
On a tort d'associer à la digitale des médicaments
incompatibles ou antagonistes : antipyrine, belladone,
opium, qui ferment le rein quand la digitale tend à

---

(1) Le *sulfate de soude* s'élimine par le rein et provoque la
diurèse quand les effets purgatifs sont terminés. — Le *combretum*
(extrait fluide, teinture aux doses de XX à LX gouttes), est un
médicament peu connu encore et qui me rend journellement de
très grands services comme cholagogue et antilithiasique.

(2) H. Huchard. La digitale dans les affections rénales (*Soc.
médicale des hôpitaux,* 1892).

l'ouvrir ; iodures et surtout nitrites, qui abaissent la
tension artérielle. Règle générale sur laquelle je
n'insisterai jamais trop : Lorsqu'on prescrit la digitale, il faut cesser tout médicament — même les
fameux succédanés — capables d'amoindrir ou d'entraver son action.

3° *Insuccès dus au médicament.* — Les digitales des
divers pays, ou d'un même pays dans des endroits
différents, suivant les années, possèdent une teneur
inégale en digitaline. La digitale cultivée est très
peu active, les feuilles bien préparées doivent être
conservées à l'abri de la lumière et de l'humidité ;
elles doivent être renouvelées tous les ans, etc. Il en
résulte par conséquent que, si toutes ces précautions
ne sont pas sévèrement prises, on peut employer
une préparation de digitale peu efficace. C'est pour
cette raison que je donne toujours la préférence à
un produit nettement défini, invariable — je le
répète — dans sa composition chimique et son action
thérapeutique : à la digitaline cristallisée.

Les trois doses de digitale. — Je ne cesse de répéter
que dans un médicament il y a plusieurs médicaments, c'est-à-dire qu'en physiologie clinique, le
même médicament est doué d'une action différente
avec des doses différentes. Or, il y a trois manières
de prescrire la digitaline cristallisée pour trois indications spéciales dans les cardiopathies :

1° *Dose massive* (ou *antiasystolique* et *diurétique*),
destinée à combattre l'hyposystolie et l'asystolie,
dont j'ai déjà parlé : pendant un seul jour, en une
ou deux fois, cinquante gouttes de solution de digitaline cristallisée de Nativelle au millième ;

2° *Dose faible* (ou *sédative*), celle qui est destinée à
combattre l'hypersystolie, les palpitations, l'éréthisme
cardiaque et la dyspnée du rétrécissement mitral :

pendant cinq jours, V à X gouttes de la même solution, ou un granule d'un quart de milligramme de digitaline cristallisée tous les mois ou toutes les trois semaines, pendant trois ou quatre jours, dans la sténose mitrale, pour calmer la dyspnée ;

3° *Dose très faible* (ou *cardio-tonique*) n'exerçant à la longue qu'une action cardiaque et non diurétique, que l'on peut continuer pendant des semaines et des mois, en cessant tous les quinze ou vingt jours pendant une à deux semaines. Elle a pour but et pour résultat, à la dose quotidienne de II à IV gouttes de la solution au millième, ou d'un granule d'un dixième ou même un quinzième de milligramme, de tonifier le cœur, sans crainte de produire jamais des accidents, même légers, d'intoxication, puisqu'en raison même de sa lenteur d'élimination·ou plutôt de sa destruction, le médicament restant en petite quantité dans l'organisme continue à exercer toujours son action tonique sur le myocarde.

Enfin, dans les cas urgents, vous avez encore la ressource de la *digitaline injectable* de Rosenthal, Martignac et Lasnier, dont le travail à ce sujet a été couronné par l'Académie de médecine : ampoules dosées, sur mon conseil, à un demi, un quart, et même un huitième de milligramme. Ces injections sous-cutanées d'huile digitalinique, très peu ou même pas douloureuses, ont l'avantage d'agir plus rapidement et d'éviter les accidents, rares du reste, d'intolérance gastrique, sans exposer, comme on l'a cru, aux accidents toxiques.

Je pourrais vous citer un grand nombre d'exemples démontrant les effets remarquables d'une thérapeutique raisonnée. Voici l'un d'eux :

Il s'agit d'un homme de 67 ans (demeurant rue Michel-Bizot), vu trois fois en consultation avec le

Dr Laisné (de Paris). Ce malade, atteint de cardiopathie artérielle à la période de toxi-asystolie, présentait avec une dilatation du cœur très accusée, un foie
très volumineux et malheureusement peu douloureux à la pression. Je dis « malheureusement »,
parce qu'un foie cardiaque dur et peu douloureux
démontre qu'il commence à se scléroser. Il avait de
la dyspnée de Cheyne-Stokes, un délire continuel.

La situation était devenue tellement menaçante,
même avec un œdème prétibial à peine appréciable,
que nous ne doutions plus d'une issue funeste. C'est
alors, qu'en présence des trois insuffisances — cardiaque, hépatique et rénale — je prescrivis le traitement suivant : saignées locales répétées sur les
régions hépatique et lombaire, trois purgatifs dras-
tiques à quatre jours d'intervalle ; trois cachets de
poudre hépatique (préparée par Hallion) à 0,50 centigrammes, et 60 gouttes en trois fois d'extrait fluide de
combretum, pour agir sur le foie (1) ; trois cachets
de théobromine à 0,50 centigrammes pour agir sur
la diurèse, et 10 gouttes de digitaline, pendant quatre
jours, pour tonifier le cœur. Naturellement, ces remèdes n'ont pas été donnés à la fois, mais successivement,
en l'espace de six semaines. C'est alors que je vis le
malade complètement transformé, avec la disparition
complète de tous les symptômes qui nous avaient
tant inquiétés, même et surtout avec la disparition

(1) Le *combretum*, plante de la famille des combretacées, croît
au Sénégal, au Soudan et au Congo français. Utilisé d'abord dans
la fièvre bilieuse hématurique des pays chauds, il a été employé
dans les maladies du foie par D. Porge et Ch. Benoit. Sans
aucune action toxique, ce médicament est un cholagogue puissant, comme je l'ai constaté depuis plus d'une année, d'où son
emploi dans la lithiase biliaire, l'insuffisance hépatique, l'ictère
catarrhal, les cholécystites, l'entérocolite, même la constipation.
Doses : 20 à 60 gouttes d'extrait fluide en deux ou trois fois, et
même par cuillerées à café dans les cas graves.

du gros volume du foie, qui avait nettement coïncidé avec l'administration de la poudre hépatique. Les accidents graves étaient, du reste, surtout dus à l'insuffisance hépatique, et nous avions été assez heureux pour démêler, au milieu de ce cortège de symptômes, si nombreux et alarmants, la cause du danger avec la véritable indication thérapeutique, ce qui m'a fait dire plaisamment à mon confrère, heureux comme moi d'un si beau résultat : « Voyez-vous, il n'y a que le foie qui sauve ! »

Voilà tout ce que vous devez savoir pour le traitement des cardiopathies artérielles et valvulo-endocardiques, pour le traitement de la toxi-asystolie des premières et de l'asystolie des secondes, et vous voyez que je n'abuse pas des médicaments, puisque deux ou trois suffisent, avec des doses différentes, tant il est vrai, comme je ne cesse de le répéter, que la thérapeutique peut se faire avec 15 ou 20 bons médicaments, bien connus au point de vue physiologique, des doses et des divers modes d'administration. Dans notre thérapeutique, encore trop compliquée et expurgée seulement en partie des 357 eaux diverses, des 273 sortes de pilules, des 204 poudres, 206 sirops, 148 électuaires, 134 huiles, 129 onguents, 117 emplâtres, 31 baumes et 5 cataplasmes de la fameuse pharmacopée de Nicolas Lémery qui vivait au XVIIIe siècle, dans notre thérapeutique, il y a encore trop de broussailles, et il convient d'éclaircir la forêt. Il faut surtout une doctrine et une méthode, et nous n'avons ni l'une ni l'autre, comme je le disais dans mes leçons, déjà anciennes, sur la « méthode en thérapeutique » (1). Nous vivons un peu dans l'incohé-

---

(1) H. Huchard. La méthode en thérapeutique. *Gaz. hebd. de méd. et de chirurgie*, 1895.

rence thérapeutique, avec la méconnaissance de la
nature médicatrice, avec des médicaments sans
nombre, qui succèdent aux médicaments et qui vont
rejoindre dans l'oubli ceux qui n'auraient jamais dû
en sortir, avec des associations médicamenteuses
absurdes, quand elles ne sont pas nuisibles, avec des
remèdes dont nous abusons, si bien que l'histoire
suivante peut s'appliquer à quelques médecins d'aujourd'hui ; elle est rapportée par Montaigne, qui
éprouvait, comme il le disait, une véritable « dys-
pathie » pour la médecine de son époque et pour les
drogues lesquelles, disait-il, « pour ne guérir le cerveau au préjudice de l'estomach, offensent l'estomach et empirent le cerveau. » Je la reproduis textuel-
lement, sans rien changer à ce bon vieux français :

« Un malade, raconte Esope (il y a 2.500 ans),
estant interrogé par son médecin quelle opération
il sentait des médicaments qu'il lui avait donnez :
« J'ai fort sué », répondit il. — « Cela est bon », dist
le médecin. Une aultre fois, il lui demanda encore
comment il s'estait porté depuis. « J'ai eu un froid
extrême, fit-il, et j'ai fort tremblé. » — « Cela est
bon », suyvit le médecin. A la troisième fois, il lui
demanda derechef comment il se portait. « Je me
sens, dict-il, enfler et bouffir comme d'hydropisie. »
— « Voyla qui va bien ! » adjouta le médecin. L'un
de ses domestiques venant après à s'enquérir à luy
de son estat : « Certes, mon ami, respondit-il, à
force de bien estre, je me meurs ! »

Je vais terminer cette dernière leçon en montrant les principes thérapeutiques qui doivent,
à l'avenir, vous inspirer et vous diriger.

IV. — LA THÉRAPEUTIQUE D'HIER ET DE DEMAIN

Dans les premières leçons, nous avons étudié surtout la pathologie et la clinique. Avec l'anatomie pathologique et la physiologie, elles constituent la *science* médicale. Dans les deux dernières leçons, il a été surtout question de thérapeutique qui est l'*art* médical, c'est-à-dire l'action, comme dit Aristote.

Pour la fin de cette conférence, je réclame votre attention très bienveillante dont j'ai grand besoin, puisqu'à l'occasion du traitement des cardiopathies, je veux traiter devant vous une question scabreuse et difficile: la thérapeutique d'hier et de demain. Vous connaissez celle d'hier et d'aujourd'hui, avec ses incohérences et ses incertitudes, avec la richesse de ses médicaments opposée à la pauvreté de ses médications, avec ses incessantes fluctuations, parce qu'elle n'obéit à aucune loi précise et qu'elle n'est plus commandée ni dirigée par une doctrine. Inutile de vous en parler encore.

Je vous ai mentionné les très faibles doses de digitaline (deux à quatre gouttes par jour de la solution au millième) à l'aide desquelles vous obtenez sur le myocarde une action tonique des plus remarquables. Eh bien, un médecin homœopathe, le Dr Sieffert, auteur d'un bon traité de thérapeutique positive, m'écrit à ce sujet : « Cette dose correspond à la 3e dilution décimale de notre pharmacopée, et nous employons volontiers des doses plus fortes que les vôtres. » Alors, me voilà enrôlé dans le camp des disciples de Hahnemann ! A ce sujet, je veux vous dire nettement ma pensée.

La médecine doit rester une école de tolérance et surtout de modestie, pour des raisons, hélas! à nous connues ; elle ne doit pas prendre une attitude superbe d'orgueil en face de théories adverses, parce que personne, parce qu'aucune Ecole ne doit se croire dépositaire de la vérité. D'où qu'elle vienne, il faut l'accepter, cette vérité « qui demande beaucoup de temps pour soumettre les esprits, le vrai n'étant jamais victorieux dès qu'il se montre », comme disait le vieux Fontenelle ; et la circulation du sang elle-même a eu longtemps ses détracteurs, parmi lesquels Riolan qui s'exclamait : « J'aime mieux me tromper avec Galien qu'être circulateur avec Harvey ! »

*
* *

Pour « juguler » les maladies, suivant une assez mauvaise et habituelle expression, nous ne tenons pas suffisamment compte de la nature médicatrice, nous ne sommes pas toujours les collaborateurs de l'organisme qui fait et défait les affections diverses ; nous cherchons trop à supprimer un symptôme, quand il faut surtout faire disparaître la maladie, et d'ordinaire nous employons les médicaments à trop haute dose, sans bien connaître leur action physiologique sur l'homme sain. Il est cependant démontré, pour les préparations ferrugineuses, par exemple, comme pour tant d'autres remèdes, qu'au-delà d'une certaine quantité, le médicament traverse le tube digestif sans agir, à l'état de corps étranger et inerte, capable d'entraver, ou de retarder l'œuvre de la guérison. Nous savons, et je l'ai dit il y a longtemps à la Société de thérapeutique, que l'acide chlorhydrique prescrit aux hypochlorhydriques, n'agit à petite dose que par simple présence, et que si l'on devait l'ordonner pour compléter la sécrétion gastrique insuffisante, il en faudrait des quantités que l'estomac ne pourrait jamais tolérer.

A ce sujet, dans la séance du 26 avril 1859, à l'Académie de Médecine, Trousseau a prononcé sur l'action des médicaments, des paroles qu'il faudrait toutes reproduire. Voici quelques passages que je livre à vos méditations et qui ont fait dire avec juste raison à l'un de ses contradicteurs, qu'il y avait là « presque une doctrine homœopathique. »

« La question de l'action directe des médicaments et celle de leurs doses — disait Trousseau — sont deux questions qui se touchent et se confondent. Pour ma part, je ne suis pas convaincu que ce soit le médicament lui-même qui soit, par une influence toute directe, l'agent thérapeutique ; je ne crois pas, par conséquent, que la quantité de substance administrée soit de la plus haute importance. » Et pour montrer que les médicaments ont « une action purement dynamique », il cite les ferrugineux qui, dans le traitement de la chlorose, agissent non pas « en s'introduisant en nature dans le sang pour y reconstituer la matière colorante des globules, mais plutôt en modifiant les fonctions assimilatrices ». Il montre encore le mercure, qui certainement ne peut agir dans la syphilis par « le contact direct du médicament avec chaque particule vivante » (1).

Telle était aussi l'opinion de Peter, disant que l'action de certains médicaments est plutôt qualitative que quantitative. M. Albert Robin exprime, mieux encore, presque la même idée : « Le médicament agit par dynamisme et non par sa masse. »

Eh bien, en toute justice, je vous demande si tout cela n'est pas la paraphrase du précepte suivant ? « La nécessité de prendre une dose très faible res-

---

(1) *Bulletin de l'Académie de médecine*, 1859, page 805.

sort de ce qu'ici la puissance dynamique du médicament arrive au but, non par la quantité, mais par la qualité. »

D'autre part, les travaux récents de G. Le Bon sur la « dissociation de la matière et l'évolution des forces » (1), nous montrent dans l'atome un immense réservoir d'énergie, laquelle se manifeste à l'extérieur sous forme d'électricité ou d'autres modalités de force, et l'on sait que des doses prodigieusement faibles de $1/300^e$ de milligramme de métaux colloïdaux sont capables de déterminer des effets physiologiques caractérisés par l'accroissement des échanges, l'augmentation de l'urée et de l'acide urique. Tous ces corps ne se comportent que par « impression », comme disait autrefois Cullen, mieux appelée action de présence ou catalytique, et bien connue depuis longtemps. Ainsi, l'oxygène et l'acide sulfureux, sans action l'un sur l'autre, s'unissent pour former de l'acide sulfurique en présence du noir de platine, sans que ce dernier intervienne chimiquement dans la réaction. — Vous prenez un corps pur non phosphorescent (sulfures de calcium, de zinc, de strontium, de baryum). S'il est pur, il ne sera jamais phosphorescent. Si vous y ajoutez un millionnième de certains corps (bismuth, manganèse), il acquiert cette propriété merveilleuse et encore inexplicable de conserver la lumière, c'est-à-dire d'être phosphorescent (2). — A certaines diastases vous enlevez des

(1) G. Le Bon. L'évolution de la matière, Paris 1905. L'évolution des forces, Paris 1907. « C'est de l'énergie intra-atomique libérée par la dématérialisation de la matière – dit G. Le Bon — que dérivent la plupart des forces de l'univers. » Cuvier avait dit autrefois : « La matière n'est que dépositaire des forces ; la matière passe et les forces restent. »

(2) A dose presque infinitésimale, les sels de calcium agiraient, d'après Delezenne, en renforçant l'activité du suc pancréatique (Académie de Médecine, 12 novembre 1907).

quantités impondérables du manganèse qu'elles contiennent, et alors elles perdent leurs propriétés d'action de présence ou catalytiques. En résumé, dans la chimie biologique, on reconnaît aujourd'hui que tous ces corps (enzymes, oxydases, diastases) n'agissent que par leur action de présence.

C'est bien là ce que l'on ignorait : l'importance des actions catalytiques dans la chimie des êtres vivants. Les médicaments n'agissent pas seulement par voie chimique, mais aussi et surtout en produisant des effets physiques par simple action de présence. Or, pour que celle-ci se réalise, les hautes doses sont inutiles et même nuisibles ; « il faut des doses faibles, infinitésimales, si réduites qu'elles aient chance de correspondre à un commencement de dissociation atomique. » Donc, l'action chimique ne pouvant être toujours invoquée, c'est l'activité physique qui prédomine, en agissant par une stimulation directe sur l'organisme, et les ferments métalliques semblent renforcer les chances de lutte contre l'infection si elles n'agissent pas sur le germe infectieux lui-même. Mais, les remèdes spécifiques, comme le mercure et la quinine, doivent toujours être administrés à dose élevée.

Les eaux minérales ne sont pas seulement douées de propriétés radio-actives. Elles renferment, outre les agents médicamenteux, des ferments divers, comme par exemple les eaux de Vichy et tant d'autres. C'est pourquoi elles agissent autrement et avec une puissance bien plus grande que si l'on prescrivait ces remèdes et le bicarbonate de soude à haute dose.

Les ions sont des fractions de molécules que les forces physiques ou biologiques, comme l'électricité, ont libérées de leurs combinaisons. Ces groupements moléculaires libérés ont des affinités exaltées que les anciens avaient entrevues quand ils parlaient de corps à l'état naissant. Ainsi, lorsqu'on met en contact avec un tube de Crookes une allumette phosphorée, les ions du phosphore, doués eux-mêmes d'une forte énergie radio-active, se dissocient ; il est possible de les projeter sur un écran, ce qui amplifie nettement le phénomène. La question de l'ionisation des eaux minérales est donc très importante. « N'a-t'on pas observé, dit Albert Robin, que la pression osmotique des eaux minérales est supérieure à celle d'une simple solution des mêmes sels dans les mêmes proportions ? Arrhénius est parti de ses recherches sur la conductibilité électrique pour admettre que, dans ces eaux, il existait un certain nombre d'éléments dissociés, auxquels on donne le nom d'ions libres, dont l'activité nous fournit une nouvelle explication de l'action thérapeutique si manifeste, et jusqu'ici incompréhensible, de certaines eaux très peu minéralisées, puisque la facilité avec laquelle ces eaux peuvent dégager leur énergie importe davantage que le quantum même de leur énergie latente. »

D'autre part, en vous signalant l'importance des troubles fonctionnels dans les maladies du cœur, je vous ai démontré que c'est à eux que la thérapeutique doit surtout s'adresser. Telle est sans doute l'opinion de mon collègue Albert Robin que j'aime à citer parce que nous partageons, je crois, les mêmes opinions sur beaucoup de choses — sauf sur le vésicatoire, ce qui a fait dire que nous n'étions séparés que par l'épaisseur d'un emplâtre ; — il oppose judicieusement à l'organicisme anatomique grossier l'organicisme fonctionnel, ajoutant que la « thérapeutique doit tenter d'influencer les fonctions si elle veut modifier les organes. » Et c'est dans cet esprit qu'il

a employé des doses infinitésimales avec trois cen-
tièmes de milligramme de ferments métalliques.

Voilà des exemples devenant autant d'arguments
irréfutables en faveur d'une nouvelle évolution thérapeutique. Il y a trop longtemps que se disputent
Hippocrate et Galien ; il faut tâcher de les reconcilier.
Mais, on n'y arrivera pas, si l'on continue à étudier
l'action physiologique des médicaments sur les animaux, en se servant trop souvent de doses fortes et
même toxiques. Car, nous ne devons pas demander
ce qui fait mourir par les remèdes, mais ce qui fait
vivre par eux, en se rappelant toujours que l'organisme se défend de lui-même contre la maladie. Or.
s'il est important de savoir avec Galien comment il
est attaqué par elle, je crois plus important encore
d'apprendre avec Hippocrate comment il se défend.

*
* *

Il faut savoir et admettre que tout médicament
possède deux actions : l'action primitive et l'action
secondaire, celle-ci opposée à la première. Ainsi. la
morphine détermine d'abord une légère élévation de
la température avec augmentation des pulsations,
de la diurèse et accroissement de la force musculaire,
ensuite un abaissement du chiffre thermique avec
diminution de la diurèse et résolution musculaire.
De même, la digitale détermine d'abord de l'oligurie.
une légère tachycardie avec augmentation de la tension artérielle, bientôt suivies de phénomènes contraires, et c'est ainsi que des doses faibles de médicament s'arrêtent à l'action primitive, que des doses
très fortes suppriment l'action primitive et produisent
d'emblée l'action secondaire, à l'exemple de la strychnine à très haute dose qui donne lieu à une para-

lysie sans effets tétanisants préalables. Ces faits confirment une loi de thérapeutique bien connue :
« Les petites doses exaltent l'activité vitale, les doses
moyennes la renforcent, les doses fortes la dépriment
souvent, les doses excessives la suppriment toujours. »
Il faut savoir encore et admettre que tous les
remèdes produisent à haute dose l'effet inverse de
celui qu'ils réalisent à dose faible. Ainsi, la digitale
tonifie ou affaiblit le cœur suivant les doses ; le café
ordinairement excitant devient narcotique à doses
infimes ; l'opium narcotique aux doses habituelles
devient un excitant à faible dose ; l'alcool excite à
faible dose et paralyse à dose plus élevée, comme le
vin qui soutient ou anéantit les forces. Le bismuth
constipe aux doses habituelles et combat la constipation, d'après Hayem, avec 15 ou 30 grammes. Rien
n'est plus vrai que cet antagonisme d'action entre
les petites et les fortes doses. C'est ainsi que Magendie
et Pelletier ont autrefois déterminé chez les animaux
des foyers de congestion pulmonaire et d'hépatisa-
tion par de faibles injections d'émétine, tandis qu'à
dose toxique l'écholier avait obtenu une sorte d'anémie pulmonaire. C'est ainsi que parfois et sans avoir
besoin d'invoquer une susceptibilité particulière ou
idiosyncrasique des nerfs vaso-dilatateurs (ce qui n'explique rien), on a pu constater avec la strychnine
et avec 4 grammes d'ergotine, un certain état fébrile
avec rougeur de la face, ou encore des accidents
congestifs avec de petites quantités d'acétanilide (1).
Tout cela est absolument exact. Mais, ce qui ne
l'est pas, c'est l'exagération des doses absolument
impondérables qu'à la fin de sa vie, Hahnemann, dans
un accès d'illuminisme et de mysticisme, avait fini
par recommander : une première dilution au 100ᵉ,

____

(1) R. LÉPINE (de Lyon). *Semaine médicale*, 1891 et 1892.

une deuxième au 10.000ᵉ, une troisième au millionnième, et la trentième s'exprimant par l'unité suivie
de 60 zéros ! Et c'est ainsi que des auteurs parlent
de la guérison d'une affection chronique rebelle par
une dose unique de médicament à la 12.000ᵉ dilution!
Mais, un savant médecin, P. Jousset, dont on ne saurait trop admirer la juvénile ardeur de ses 88 ans,
réprouve ces exagérations dans un article dont le
titre indique suffisamment l'esprit et les tendances :
« Où nous ne voulons pas aller » (1). Il n'abandonne
pas pour cela les doses très faibles et infinitésimales,
et dans des pages remarquables sur « la constitution de la thérapeutique », il montre judicieusement une goutte de tuberculine de Koch injectée
dans le tissu cellulaire d'un phtisique, mêlée au
sang dans toute la circulation, ayant traversé le foie
et étant arrivée à la lésion tuberculeuse du poumon
à l'état de quantité infime, capable cependant d'allu-
mer une fièvre intense et de tuer un malade. Et,
ajoute-t-il, qui dira le poids de la toxine diphtérique
qui après avoir été élaborée dans l'organisme d'un
cheval, est contenue dans le sérum de Roux ?

⁂

Nous arrivons maintenant à la doctrine hippocra-
tique de la *loi de similitude*, vieille comme la médecine, que Pasteur a victorieusement appliquée et
sanctionnée par ses immortelles découvertes. Hippocrate avait dit : « La maladie est guérie par les
semblables qui l'ont faite. » (*Similia similibus curan-
tur*). Il avait dit aussi : *vomitus vomitu curatur*, et en
guérissant le choléra par l'hellébore blanc qui produit des accidents cholériformes, il avait joint l'exemple au précepte.

---

(1) *Art médical*, janvier 1907.

Des siècles se sont ensuite écoulés jusqu'à Para-celse qui avait modifié légèrement la formule (*simili sui simile curat*), jusqu'à Stahl mort vingt ans avant la naissance d'Hahnemann, et qui, après avoir proposé de traiter les « aigreurs de l'estomac par l'acide sulfurique », écrivit ces lignes : « La règle admise en médecine, de traiter les maladies par des remèdes contraires ou opposés aux effets qu'elles produisent, est complètement fausse et absurde. Je suis persuadé que les maladies cèdent aux agents qui déterminent une affection semblable (1). » Elle est certainement fausse dans beaucoup de cas ; car, ainsi que le dit P. Jousset, qu'est-ce que le contraire de la pneumonie, de la fièvre typhoïde ou de la diphtérie? Et puisque je parle de diphtérie, est-ce que le sérum antidiphtérique n'est pas une médication semblable à la maladie? Pour guérir une maladie infectieuse, Pasteur se sert du microbe qui lui a donné naissance, il emploie ce microbe à dose atténuée, et il arrive ainsi à la démonstration expérimentale du vaccin de Jenner, à l'immunisation et à la guérison des maladies par les cultures atténuées des microbes, ce qui a conduit par une autre méthode d'atténuation plus grande encore, à la découverte de la sérum-thérapie par le sérum d'animaux immunisés.

Est-il possible alors de nier que les découvertes thérapeutiques sur le choléra des poules, le tétanos, la rage, la peste, la fièvre typhoïde, la morsure des serpents venimeux, procèdent de la loi de similitude? Ne voyez-vous pas que nous avons été et sommes toujours des hippocratistes inconscients, quand Sennert autrefois guérissait la suette par les sudorifiques, quand Piorry recommandait le piment contre les hémorrhoïdes, quand Trousseau établissait l'in-

----

(1) On devrait dire : des *symptômes* presque analogues.

flammation substitutive, quand Hippocrate employait la cantharide dans certaines hydropisies, quand Lancereaux après Rayer prescrit le même médicament à petite dose dans la néphrite parenchymateuse, quand Charcot ordonne le sulfate de quinine et le salicylate de soude contre la maladie de Ménière, quand on arrive à supprimer des bourdonnements rebelles d'oreilles avec un centigramme de sulfate de quinine une ou deux fois par jour pendant quelques semaines, quand nous voyons la pilocarpine triompher d'une sialorrhée rebelle, l'antipyrine de l'urticaire, la trinitrine de certaines céphalalgies, le calomel de la dysenterie, quand nous voyons encore l'organothérapie (improprement appelée opothérapie) opérer de si fréquentes guérisons, quand le corps thyroïde donné à petites doses dans certains cas de goître exophtalmique en fait disparaître tous les symptômes? Et que veut dire cette phrase que je viens de lire dans une remarquable étude de Léopold Lévi et Rothschild sur le nervosisme hyperthyroïdien : « La thyroïdine, suivant les doses, est capable de produire ce qu'elle est capable de faire disparaître? » (1).

Sans doute, tous ces faits sont difficiles à comprendre, et Hahnemann se trompait étrangement en prétendant que le remède produisait une maladie médicamenteuse plus forte que la maladie naturelle. D'autre part, Hunter en disant que deux états analogues ne peuvent subsister en même temps dans l'organisme, et Trousseau en imaginant « l'action substitutive » d'une médication, n'ont donné aucune explication du fait. Mais, comme l'a dit Arago, où en serions-nous, si nous nous mettions à nier tout ce que nous ne pouvons pas encore expliquer?

---

(1) *Société médicale des hôpitaux*, 5 juillet 1906.

Les faits sont là, et ils ont leur éloquence, beaucoup plus que tous les raisonnements du monde.

Mais, il faut savoir être éclectique, et si la thérapeutique des maladies internes obéit le plus souvent à la loi de similitude, elle doit aussi dans des cas bien déterminés, observer la loi des contraires ainsi formulée par Galien : « La guérison n'étant que le changement d'un état anormal du corps à l'état normal, et ces deux états étant opposés l'un à l'autre, il en résulte que la santé ne pourra être rétablie que par ce qui est contraire à la maladie. » Telle est la thérapeutique de la cause ou encore du symptôme.

C'est ainsi qu'on emploie la morphine et les opiacés dans la douleur, les névralgies, les coliques néphrétiques ou hépatiques, les purgatifs contre la constipation, les hypnotiques divers contre l'insomnie, l'électricité contre les paralysies, l'hydrothérapie, la gymnastique et le massage contre des états divers, l'eau froide contre l'hyperthermie, les rayons X pour agir sur la nutrition des tissus; et l'asepsie chirurgicale, l'ouverture d'un abcès, la ligature d'une artère s'inspirent de la même maxime. Mais il ne s'agit trop souvent, ajoute P. Jousset, que d'une médication palliative, et quand on supprime la douleur dans les péritonites et les coliques hépatiques, quand on réussit à abaisser la température dans une maladie fébrile, ne fait-on pas seulement de la médication symptomatique, ne supprime-t-on pas du même coup, suivant l'expression saisissante de Peter, la « sentinelle vigilante » qui instruit sur le danger? Ne connaît-on pas les déceptions de l'antisepsie médicale dans les maladies infectieuses, comme les insuccès constants de cette thérapeutique

qui cherche toujours la guérison des maladies dans
la destruction du microbe pathogène ? C'est l'organisme qui fait et défait les maladies ; c'est le terrain
qui fructifie la graine ; c'est donc au terrain qu'il
faut d'abord s'adresser. « La médication palliative
annihile la médication curative ; elle n'est légitime
que chez les incurables ou dans le traitement des
accidents de courte durée, mais qui par leur intensité sont absolument insupportables ou même menacent l'existence. » (1)

*
* *

Telles sont les considérations de thérapeutique
générale sur lesquelles j'ai désiré terminer ces six
leçons sur les maladies du cœur. Au début, je n'ai
pas voulu vous faire de profession de foi, la réser-
vant pour la fin. Je vous la donne aujourd'hui après
une longue incubation de ma pensée; et au milieu de
l'incohérence thérapeutique, du « chaos thérapeutique » (le mot est de Trousseau et de mon ami
Albert Robin) où nous nous débattons depuis des
siècles, après vous avoir démontré ce qu'était la thérapeutique d'hier, j'ai voulu vous désigner celle de
demain, j'ai voulu protester par l'exemple contre
cette parole décourageante de Marchal (de Calvi) :
« Il n'y a plus en médecine depuis longtemps, ni
principes, ni foi, ni loi. » Les principes, je vous les
ai montrés, en appuyant ma foi thérapeutique sur
des lois solides. Il ne faut pas être de ceux qui
disent : Périsse le malade plutôt qu'un principe ! Il
faut être de ceux qui donnent l'exemple d'une complète indépendance de pensée et d'action, sans se
préoccuper du bruit fait autour de nous et sans tenir

____

(1) P. Jousset. La constitution de la thérapeutique (*Art médical*, 1902). L'éclectisme en thérapeutique, *Art médical*, 1907.

compte des passions humaines qui trop souvent
obscurcissent nos esprits et entravent notre mission,
celle de guérir. Car, pendant nos disputes scolas-
tiques, le malade souffre, il a l'ennui de mourir et
le désagrément d'être trop souvent autopsié.

Toutes ces questions vont vous paraître, comme
à moi, un peu troublantes. Si j'ai réussi à reconcilier
pour toujours Hippocrate et Galien, à terminer enfin
cette éternelle querelle entre Gibelins et Guelfes, à
faire tomber quelques barrières séparant les hippocratistes et les galénistes, si j'ai réussi à démontrer
qu'il faut être l'un et l'autre suivant les indications, vais-je encourir, près des demi-Dieux de
l'Olympe médical, une excommunication majeure,
parce que j'aurai reconnu une parcelle de vérité dans
certaines doctrines entachées d'erreur, seulement par
leur exagération. Que m'importe ! Je serai peut-
être vaincu pour un instant, mais sans être convaincu, et mon excuse doit être dans l'ardeur et la
sincérité de ma foi thérapeutique.

Après un long et sévère réquisitoire de plus de
trente pages contre lés théories Hahnemaniennes dans
l'introduction à son Traité de thérapeutique et de
matière médicale, Trousseau pensant avec raison
qu'on ne condamne pas un système par le silence, a
eu le courage de reconnaître que « la doctrine
homœopathique, considérée dans l'idée générale sur
laquelle elle repose, ne mérite certainement pas le
ridicule que les applications thérapeutiques des
homœopathes lui ont valu ». Car, ajoute-t-il, « de toute
évidence, les phlegmasies locales guérissent souvent
par l'application directe des irritants qui causent
une inflammation analogue, inflammation thérapeutique qui se substitue à l'irritation primitive. »

Ce que j'ai voulu vous montrer, à mon tour, c'est
l'exactitude de deux préceptes sur lesquels la doc-

trine médicale doit s'appuyer : la guérison d'assez nombreuses maladies par les semblables d'après Hippocrate, et l'action des petites doses de médicaments, à la condition que celles-ci, en dehors de l'organothérapie, ne soient pas impondérables. Ce que j'ai voulu vous démontrer encore, c'est que la plupart des médicaments tirés du règne végétal, et en particulier la digitale qui a pour vertu merveilleuse de s'éliminer lentement, doivent être souvent prescrits à petites doses ; tandis que les médicaments tirés du règne minéral (bromures, iodures, etc.), s'éliminant rapidement, doivent être ordinairement donnés à doses massives et répétées, pour des raisons que je vous ai suffisamment expliquées, surtout dans le but d'en imprégner toujours l'organisme.

Mais, avec Trousseau, je m'élève énergiquement contre les « écarts délirants et les excentricités d'imagination » des thaumaturges qui parlent de guérisons possibles avec des doses insensées à la 100ᵉ, à la 20.000ᵉ et même à la 500.000ᵉ dilution, avec des remèdes prescrits à doses absolument impondérables et d'une infinitésimalité sans limites, comme d'une action médicamenteuse extraordinairement multipliée par les nombreuses succussions d'un flacon (1); contre l'assimilation absolue d'une maladie médicamenteuse à la maladie naturelle, et par exemple, des ulcérations mercurielles aux ulcérations syphilitiques, de la sécheresse pharyngienne et des efflorescences cutanées produites par la belladone à l'angine et à l'éruption scarlatineuses; contre les doc-

---

(1) Il n'y a rien de nouveau sous le soleil, et Lucrèce avait dit que « la nature agit au moyen de corps imperceptibles » : *Corporibus cæcis igitur natura gerit res*. — Au sujet des dilutions, il est utile de faire remarquer que certains remèdes agiraient mieux à la trentième, fait qui mérite d'être confirmé.

trines exagérées qui prennent leur point d'appui hors de l'organisme et qui veulent toujours que « la vertu du médicament consiste dans l'ensemble des symptômes de la maladie artificielle qu'il produit » ; enfin contre l'interprétation donnée à la minutie d'une observation intensive et inexacte des moindres accidents constatés à la suite de l'administration des médicaments chez l'homme sain. Vous voyez ainsi que, si je suis beaucoup hippocratiste, je suis bien éloigné de la pratique et des doctrines Hahnemaniennes, ne gardant que l'application des deux préceptes dont je vous ai démontré la vérité.

J'ai lu quelque part que la littérature possède deux écoles : celle des myopes et celle des presbytes. N'en serait-il pas de même de la science, et n'aurait-elle pas ses myopes ayant un microscope dans l'œil où tout se grossit, qui voient tout par le menu, étudiant chaque objet, chaque contour isolément au milieu d'un nuage où ils ne distinguent plus rien, tandis que les presbytes qui embrassent l'ensemble, éclaircissent les nuages où les détails restent un peu dans la pénombre avec la vision générale et synthétique des choses? En littérature, comme en science, les deux écoles se font la guerre. « Vos personnages n'ont pas de muscles » disait Théophile Gautier à Mérimée auquel il reprochait certaine presbytie littéraire. « Et les vôtres n'ont que des draperies », ripostait Mérimée. Eh bien, en médecine, il faut savoir à la fois être presbyte et myope; on doit la comprendre, l'étudier à la fois dans son ensemble et ses détails pour ne pas y voir rien que des draperies ou des muscles. C'est pourquoi il convient d'être éclectique, galéniste et hippocratiste suivant les indications.

Dans ces leçons qui seront peut-être les dernières de mon enseignement — à moins qu'un renouveau d'enthousiasme et de force ne vienne encore m'aiguillonner — j'ai voulu vous faire partager ma foi thérapeutique ; vous démontrer la curabilité de beaucoup de maladies du cœur en protestant ainsi contre les paroles de Corvisart et surtout de Broussais prétendant que ce sont « des maladies de simple curiosité qui ne fournissent rien à la thérapeutique »; vous instruire sur une conception nouvelle des cardiopathies; et après avoir, comme le voyageur, jeté un regard en arrière pour mesurer le long chemin parcouru, j'ai voulu enfin montrer à nos successeurs les semences déposées dans le terrain scientifique.

Ce mot de « semences » me rappelle une véritable vision que j'ai eue autrefois et qui n'est jamais sortie de mon souvenir. Je vais donc vous raconter ce que j'ai réellement vu, sans que vous pensiez à un artifice de langage.

Par un gris soir d'automne, je vis après une rude journée de labeur, un vieux semeur courbé par l'âge et la fatigue, revenir à son logis et regardant d'un air songeur les terres que son bras encore vigoureux avait ensemencées. Puis, soudain, sa figure s'illuminant d'un éclair de joie et d'espérance, il me dit : « Sur ces terres, je ne verrai peut-être pas pousser les graines ; mais qu'importe ! Ce sont mes héritiers, mes enfants ou mes successeurs qui feront d'abondantes moissons ». Alors, j'eus devant moi l'image rêvée par le poète, ou la statue peut-être conçue par l'artiste, de l'homme, cet éternel semeur. Et aujourd'hui, en terminant, je crois voir et contempler la statue; elle s'anime, elle parle, elle vous dit : Vous, les jeunes, pleins d'avenir et d'espérance... Remuez, remuez encore, remuez toujours la terre, et faites lever les semailles !

Rôle de l'intoxication dans l'artério-sclérose et les cardiopathies artérielles

(Chapitre supplémentaire. — Rapport au Congrès international de physiothérapie de Rome, 13 octobre 1907)

Depuis plus de vingt ans, je ne cesse de répéter cette formule : *Les cardiopathies artérielles commencent par l'intoxication, elles continuent par l'intoxication, elles finissent par l'intoxication.*

J'ai même été plus loin, et en 1889, dans un volume de Leçons sur les maladies du cœur et des vaisseaux, j'ai émis l'opinion que les cardiopathies artérielles, si différentes de toutes les autres et dont j'étudie sans relâche depuis 1883 l'évolution anatomo-pathologique et clinique, sont souvent dues à une intoxication alimentaire.

« Je suis convaincu — disais-je alors — que les excès et surtout les erreurs d'alimentation, en jetant dans l'organisme un grand nombre de substances toxiques, telles que les ptomaïnes non éliminées par le filtre rénal devenu de bonne heure insuffisant. sont une cause fréquente d'artério-sclérose. En un mot, certaines toxines alimentaires possèdent des propriétés convulsivantes agissant, les unes sur les muscles des membres, comme dans le cas de contracture des extrémités d'origine gastrique, les autres sur la musculature vasculaire. Il en résulte dans tout le système artériel un état de spasme plus ou moins permanent, lequel produit rapidement de l'hypertension et consécutivement de l'artério-sclérose. La conclusion thérapeutique est celle-ci : Il faut prescrire un régime d'où sont exclus les aliments plus ou moins riches en ptomaïnes ou en matières extractives. Ceux qui viendront après moi, confirmeront ces idées et auront ainsi, avec les déductions théra peutiques que soulève cette importante question, l'explication de la grande fréquence des affections cardio-artérielles. »

Quelques mois après, Dujardin-Beaumetz dans ses leçons confirmait cette opinion.

Voilà ce qui prouve déjà que c'est par les erreurs ou fautes graves d'hygiène, par les abus alimentaires, que souvent l'on devient artério-scléreux, que l'on porte atteinte à la longévité humaine ; de sorte que rien n'est plus vrai que cette maxime, malgré son apparente banalité : L'art de prolonger la vie consiste d'abord à ne pas la raccourcir.

Pendant les quatre périodes que j'ai assignées à cette maladie (préscléreuse ou artérielle, cardio-artérielle, mitro-artérielle, cardiectasique), l'intoxication joue toujours le principal rôle, comme je viens de le démontrer encore dans mes six récentes leçons cliniques sur les maladies du cœur.

I. — Présclérose et intoxication

La première période, *artérielle* (présclérose), se compose de trois éléments importants à bien connaître, puisqu'ils doivent inspirer, diriger notre action thérapeutique : 1º l'intoxication ; 2º l'insuffisance rénale à laquelle se joint souvent l'insuffisance hépatique ; 3º l'hypertension artérielle qui n'est qu'un résultat des deux premiers éléments.

Il n'y a donc pas que l'hypertension artérielle
dans cette première période, comme on me l'a fait
dire à tort et comme on l'a prétendu dans un but
qui n'a pas toujours été absolument scientifique, et
cette hypertension ne joue même qu'un rôle secondaire, puisqu'elle ne serait pas sans les deux causes
qui la produisent. Par conséquent, c'est à ces deux
causes que la médication doit d'abord et toujours
s'adresser, si l'on veut faire cesser l'effet.

Cependant, par elle-même, l'hypertension artérielle présente des dangers multiples que j'ai étudiés
dans mon rapport au Congrès international de Lisbonne en 1906, et il ne faut pas oublier qu'elle précède le plus souvent et contribue à produire les
lésions vasculaires, au lieu d'être toujours produite
par elles, comme quelques auteurs persistent à le
croire.

Je leur réponds par mes observations nombreuses
de cardiaques, par les expériences avec l'adrénaline
déterminant à la longue des lésions athéromateuses,
et par le raisonnement suivant : Pendant des mois,
des années, vous faites passer sans dommage un
courant liquide dans un tube de caoutchouc ; puis,
un jour vous soumettez ce liquide à une forte pression qui représente l'hypertension ; sous cette influence, le tube s'altère et finit par se rompre. Direz-
vous que cette altération et cette rupture, comme
cela survient dans les tubes vasculaires soumis à
haute pression, sont des phénomènes primitifs et
non pas consécutifs à celle-ci ? Et alors, pourquoi
ne pas admettre pour la mécanique humaine ce que
vous ne songez pas un seul instant à contester pour
la mécanique ordinaire ? En tout cas, qu'il y ait dès
le début des lésions latentes ou non, le fait importe
peu. Ce qui a de l'importance, c'est la notion de
curabilité de la maladie dès les premières périodes,

c'est l'utilité d'en reconnaître les atteintes et d'en poursuivre le traitement dès la première heure.

II. — Intoxication expérimentale et clinique.

L'intoxication est démontrée par les expériences qui sont des observations provoquées, comme l'a dit Claude Bernard, et par les observations cliniques qui sont de véritables expériences spontanées. Elle se traduit presque toujours, sinon toujours, par une dyspnée que l'on caractérisait autrefois d'une façon banale, en disant qu'elle est « cardiaque » ou « aortique », dénominations erronées et regrettables qui, pendant de longues années, ont contribué à immobiliser l'action thérapeutique dans une fausse voie, puisqu'elles ont méconnu la nature et l'origine des troubles respiratoires.

Dès 1892, sur mon conseil et sous ma direction, mon interne d'alors, le Dr E. Tournier, consacrant sa thèse inaugurale à cette question que j'étudiais depuis 1887, a donné la sanction expérimentale de la nature toxique de la dyspnée et de l'état de toxicité des cardiopathies artérielles, à l'aide de recherches que je vais résumer.

Il s'agissait de constater l'état de la toxicité urinaire dans les affections cardio-artérielles à l'aide d'injections intra-veineuses d'urines. Les malades choisis ne présentaient, autant que possible, ni albuminurie, ni lésions pulmonaires sérieuses; ils étaient observés dès leur entrée à l'hôpital avant tout traitement et restaient provisoirement au régime commun parce qu'il a été démontré que l'alimentation lactée abaisse notablement le degré de toxicité urinaire. Or, dans les conditions ordinaires, il faut en moyenne 0,45 à 0,50 centigrammes cubes d'urine normale pour tuer un kilogramme d'animal, et pour

un homme du poids de 60 kilos, le coefficient urotoxique (somme d'urotoxies qu'un kilogramme
d'homme peut fabriquer en 25 heures d'après Bou-
chard), est représenté par le chiffre 0,464. Nos
expériences, au nombre d'une dizaine, ont démontré
que le chiffre du coefficient urotoxique des cardiopathes artériels à la première période et surtout aux
périodes suivantes, a été inférieur à celui de 0,464 ;
il a oscillé entre 0,273 et 0,370.

Ainsi, la moindre toxicité urinaire des artério-
scléreux est chose démontrée, et les poisons de l'organisme n'étant plus qu'incomplètement éliminés
par le rein ou détruits par le foie, il en résulte une
intoxication sanguine se traduisant en clinique par
des symptômes tels que certains vertiges et délires,
surtout la dyspnée. Cette toxinhémie est un caractère de plus, permettant de distinguer les cardiopathies artérielles des cardiopathies valvulaires. Sans
doute, dans celles-ci, la toxinhémie peut exister,
mais à un moindre degré et seulement d'une façon
transitoire et accidentelle, à la période asystolique,
tandis qu'elle est un phénomène précoce et constant
des cardiopathies artérielles.

Pour démontrer qu'outre l'imperméabilité rénale,
l'insuffisance hépatique joue un rôle, on n'a qu'à se
rappeler la célèbre expérience de Eck, réalisée ensuite
par Nencki, Paulow et Massen, consistant à lier la
veine porte au-dessous du hile hépatique et à l'aboucher avec la veine cave inférieure, ce qui équivaut à
la suppression fonctionnelle du foie, puisque le sang
qui lui est destiné par la veine porte est dévié de sa
voie et passe dans la veine cave. Eh bien, lorsqu'on
soumet les animaux ainsi opérés au régime lacté
exclusif, on observe chez eux une survie plus ou
moins longue ; tandis que lorsqu'on donne à d'au-

tres animaux témoins une quantité même minime de viande, la mort survient rapidement avec de graves accidents nerveux parmi lesquels une violente dyspnée. C'est la *dyspnée toxi-alimentaire* dans toute son intensité, que j'ai décrite depuis plus de vingt ans au cours des cardiopathies artérielles, en lui donnant d'abord le nom de *dyspnée ptomaïnique* d'après les mémorables travaux de Selmi et Armand Gautier sur les ptomaïnes. Mes élèves (Tournier, Picard, Bohn, Bonneau, etc.) l'ont souvent étudiée, et la dyspnée dans les maladies du cœur a fait encore dans ces deux dernières années l'objet de recherches intéressantes dans mon service de l'hôpital Necker, de la part du Dr Guido Castelli (de Florence) et du Dr Charlier (de Paris), ce dernier utilisant le procédé chimique de Gréhant pour mesurer la capacité respiratoire des cardiaques.

De son côté, l'observation clinique qui a, par sa constance et sa précision, la valeur d'une expérience sur les animaux, démontre que dès le début de la première phase de ces cardiopathies et pendant toute leur évolution, la dyspnée est le phénomène prépondérant et presque dominateur. Elle est d'origine alimentaire, comme je l'affirme depuis plus de vingt ans, puisque la substitution du régime lacto-végétarien et surtout du régime lacté exclusif au régime mixte ou carné est suivie immédiatement, souvent dans les vingt-quatre heures, de la disparition plus ou moins complète des accidents dyspnéiques, et que ceux-ci se renouvellent infailliblement dès la reprise de l'alimentation ordinaire. J'ai même en observation des malades chez lesquels, dès le début, j'ai pu supprimer l'état dyspnéique déjà pendant trois à huit ans, grâce au régime alimentaire. La dyspnée est donc bien *toxi-alimentaire*, elle est modifiée favorablement par l'alimentation, et jamais par aucun médicament, ni par l'opium, ni par la digitale, ni par les iodures. Elle s'accompagne souvent d'*insomnie*, et celle-ci ne cède jamais complètement aux hypnotiques dont il faut se garder d'abuser et même d'user ; elle disparaît promptement par le régime lacté qui devient ainsi un hypnotique indirect, les malades ne dormant pas parce qu'ils respirent mal pendant la nuit, comme je ne cesse de le répéter. Faites-les respirer et vous les ferez dormir. Les résultats constants, presque mathématiques de cette thérapeutique si simple ont, je le répète, la valeur d'une observation expérimentale sur l'homme. Ils font comprendre pourquoi l'intoxication dans cette maladie étant constante et accusée, on commettrait une grave faute en lui ajoutant une intoxication médicamenteuse, toujours favorisée par l'imperméabilité rénale.

Comme je l'ai dit dès 1889, il peut se faire que le coefficient urotoxique des urines devienne au contraire très élevé ; c'est lorsque les fonctions du foie sont considérablement troublées. Alors, ce dernier organe ne remplissant plus ses principales fonctions et ne pouvant plus ni arrêter, ni détruire les poisons venus de l'intestin et du dehors, ceux-ci sont éliminés en grande partie par les urines qui acquièrent ainsi une grande puissance toxique. Pendant quelque temps (stade *d'insuffisance hépatique simple*), cette hypertoxie urinaire est « une sauvegarde de l'organisme », puisqu'elle contribue à l'élimination des toxines qui n'ont pu être ni détruites, ni arrêtées par la cellule hépatique en état d'insuffisance fonctionnelle.

A une seconde période (stade *d'insuffisance hépato-rénale*), le passage incessant de ces toxines par le rein finit par altérer ce dernier organe. De l'albumine apparaît dans les urines, et c'est ainsi que dans les cardiopathies artérielles, il peut y avoir deux sortes

d'albuminuries : l'une, le plus souvent légère, due à
la néphrite interstitielle ; l'autre, épithéliale, ordinairement plus abondante, d'origine hépatique.
Alors, l'insuffisance du foie s'ajoute à l'insuffisance
du rein et la dyspnée toxique procède de ces deux
causes. Au début, quand la dyspnée était simplement d'origine rénale, le régime lacté exclusif suffi-
sait à la faire disparaître. Mais, vers la fin de la maladie, quand l'imperméabilité du rein se complique
d'insuffisance hépatique, et surtout quand, avec les
progrès de la cachexie artérielle caractérisée par une
dénutrition profonde et rapide, les déchets de désas-
similation encombrent l'organisme, la dyspnée,
devenue *hypertoxique*, devient très grave et résiste à
tous les moyens, même au régime alimentaire. Elle
est alors accompagnée d'une *tachycardie* (150 à 180
pulsations), également d'origine hypertoxique, qui
résiste à tous les moyens, qui est d'un pronostic
presque toujours mortel, surtout lorsque le bruit
de galop cardiaque prend alors, comme je le dis,
l'allure du galop du cheval emporté.

Il résulte donc des observations cliniques, que
dans les cardiopathies artérielles, la maladie peut
être dans le système vasculaire, mais que le danger
est au rein et au foie. C'est pourquoi, de bonne heure
et pendant tout le cours de la maladie, il faut insister avant tout sur le traitement rénal et antitoxique,
et on le réalise beaucoup plus par l'alimentation
lactée ou lacto-végétarienne que par toutes les drogues connues ou à connaître. Car chez les cardio-
artériels, la dyspnée n'est pas due, comme on l'a cru
trop longtemps, aux altérations cardiaques ni aortiques, ni aux lésions pulmonaires ou pleurales, ni à
une sorte de « fatigue du ventricule gauche », ni à
une parésie ou à un spasme du cœur, ni enfin à une
stase pulmonaire, « le sang trop à l'étroit dans le

système aortique se frayant une place dans les vaisseaux de l'autre système ». Ce sont là de simples hypothèses démenties par les faits.

III. — NOUVELLE CONCEPTION DES MALADIES DU CŒUR

J'ai démontré quelles profondes différences séparent les cardiopathies endocardiques d'origine rhumatismale des cardiopathies artérielles d'origine toxique.

Ce qui menace le cardio-valvulaire, c'est la stase veineuse des organes, c'est l'insuffisance de la compensation, c'est la fatigue du cœur, c'est la mort lente et progresive par asthénie cardio-vasculaire ou asystolie. Ce qui menace le cardio-artériel, c'est l'anémie artérielle des organes, c'est toujours l'intoxication, c'est la mort subite par angine de poitrine, la mort rapide par hémorrhagie cérébrale, par œdème aigu du poumon, la mort lente quelquefois par le syndrome hybride de la *toxi-asystolie*, ou par l'urémie. Chez le premier, la dyspnée, réellement cardiaque, est surtout accusée dans le rétrécissement mitral, maladie très dyspnéisante parce qu'elle équivaut en partie à une ligature incomplète des veines pulmonaires, et alors seule la digitale est capable de l'atténuer. Chez le second, la dyspnée est toxique, et seul le traitement rénal et diurétique peut la supprimer.

Que de choses expliquées par cette nouvelle conception des maladies chroniques du cœur! Deux exemples suffisent :

Chez les vieillards, la pneumonie est toujours grave pour deux raisons : parce que chez eux et chez les vieux artério-scléreux, le cœur est toujours menacé de défaillance et de dilatation ; parce que chez eux encore, le rein et le foie fonctionnent incomplètement dans un moment où, par le fait de la maladie infectieuse, ils doivent fonctionner davantage pour éliminer toutes les toxines produites par la pyrexie. Deux grands dangers qui sont deux faillites : au cœur menacé de défaillance, au rein menaçant l'existence par la rétention des poisons. C'est la faillite des organes qui prépare celle de tout l'organisme. Et l'on peut remarquer bien souvent que chez ces malades l'intensité de la dyspnée d'origine plutôt toxique que mécanique, n'est pas toujours en rapport avec la faible étendue de la lésion pulmonaire. Il en résulte qu'il ne suffit pas seulement alors de prescrire du quinquina ou de l'alcool à haute dose pour tonifier l'organisme ou de la digitale pour tonifier le cœur, mais qu'il importe surtout et avant tout de veiller à la dépuration urinaire. Vous aurez beau chercher à relever les forces du malade. En voulant toujours le guérir de sa faiblesse, vous l'aurez laissé mourir d'intoxication.

On parle quelquefois « *d'asthmes tardifs* » survenus par exemple entre 50 et 60 ans, envoyés aux eaux minérales sulfureuses ou autres, et traités par la médication iodurée plus ou moins intensive. Il faut prendre garde ! On est asthmatique, on ne le devient pas à 60 ans. Mais, c'est à cet âge que l'on devient artério-scléreux, que l'on est atteint de dyspnée toxi-alimentaire, simulant parfois l'asthme vrai ; et c'est alors que ces faux asthmatiques peuvent devenir des asystoliques avec un cœur scléreux plus ou moins dilaté. Des erreurs de diagnostic que j'ai déjà signalées en 1893 dans la 2e édition de mon Traité des maladies du cœur et encore dans la 3e édition (1899-1905), sont commises tous les jours à ce sujet, et cela parce qu'on ne connaît pas suffisamment les

longues rémissions possibles de la dyspnée toxi-alimentaire, rémissions que j'ai fait connaître dans la thèse
d'un de mes élèves, du Dr G. Bohn en 1896. Elles
peuvent avoir une durée de plusieurs mois et même
de plusieurs années, n'étant interrompues que par
une infraction au régime alimentaire et à la médication, ce qui a même pu conduire les malades à une
mort rapide par intoxication alimentaire. J'ai cité, il
y a dix ans deux exemples de ce genre (1).

D'autre part, l'asthme vrai, dit nerveux ou arthritique, peut être modifié très favorablement par le
régime alimentaire, et c'est ainsi que j'ai vu (2) de
jeunes asthmatiques délivrés de leurs accès dyspnéiques et de leurs bronchites à répétition par une
médication visant l'élimination rénale et par le
régime lacto-végétarien, comme j'en ai cité des
exemples dans mes « Consultations médicales ». Par
conséquent, la théorie toxique de l'asthme doit être
prise en considération, et le traitement de cette
maladie par l'iodure de potassium est insuffisant ; il
faut toujours y joindre la prescription du régime
alimentaire.

Contrairement à une opinion qui a été formulée
il y a quelque temps, l'angine de poitrine n'est pas
d'origine toxique, comme la dyspnée chez les cardio-
artériels. En voici la preuve : Les angineux ne sont
jamais dyspnéiques, et quand ils le sont ou le deviennent, c'est à la faveur de la néphro-sclérose concomitante. Ils sont sténocardiques par leurs artères
coronaires, dyspnéiques par leur rein. Prescrivez à
ces malades le régime lacté exclusif : la dyspnée dis-

____

(1) *Journal des Praticiens* 1897.

(2) *Journal des Praticiens* 1894 et *Bulletin de thérapeutique* 1895.

paraîtra, mais les accès angineux garderont leur même intensité. Dans l'artério-sclérose, il ne faut donc pas voir toujours que l'intoxication ; il y a des symptômes qui n'en relèvent en aucune façon, et bien les connaître, c'est orienter exactement sa thérapeutique.

IV. — PRINCIPES GÉNÉRAUX DU TRAITEMENT.

Depuis quelques années, plusieurs médecins s'appuyant sur la notion de la présclérose et sur l'importance que j'ai attribuée à l'hypertension artérielle (dont on trouve déjà sous le nom de « pléthore sanguine », la mention chez les auteurs anciens et principalement dans les écrits de Boerhaave dès 1707 et de Sénac en 1749) ont pensé qu'en combattant seulement l'hypertension par des moyens divers auxquels j'ai recours moi-même (massage et gymnastique, hydrothérapie, eaux minérales, bains carbo-gazeux, bains lumineux, électricité), on pouvait non seulement déterminer un abaissement permanent de la tension sanguine, mais aussi guérir en quelques semaines les processus artério-scléreux.

Je ne m'attarderai certes pas à combattre la dernière proposition qui est peut-être autre chose qu'une erreur... Mais, je ferai remarquer que l'hypertension étant fonction de l'intoxication, on ne peut rien faire contre la première si l'on ne combat pas la seconde au préalable par le régime alimentaire, par le traitement antitoxique et rénal. D'autre part, la mesure de la tension artérielle avec de grossiers appareils est chose délicate, elle expose très souvent à l'erreur, si on ne l'appuie pas sur la constatation d'autres signes, comme la *stabilité du pouls* dont j'ai signalé l'importance, et si on n'étudie pas scientifiquement, comme mon interne le Dr Amblard vient de l'établir dans sa thèse de 1907, trois tensions à la fois : maxima, moyenne et artério-capillaire. Puis, il faut bien savoir qu'il y a des artério-scléroses se développant sans grande modification de la tension, même avec de l'hypotension, comme un auteur italien, Andréa Ferranini, paraît l'avoir démontré en 1903 au Congrès de médecine de Padoue, et comme on en verra bientôt la preuve, à propos de l'hypertension et de la stase portales dont j'ai étudié rapidement l'histoire clinique en 1901 (1).

Sans jamais perdre de vue le régime alimentaire, lacté ou lacto-végétarien, qui reste toujours la base du traitement, on doit encore chercher à obtenir la

---

(1) L'hypertension artérielle étant *fonction de l'intoxication*, les courants de haute fréquence dont on a dit à la fois trop de bien et trop de mal, dont je me suis constitué le défenseur en combattant les exagérations commises en leur nom et en les empêchant de dégénérer en courants de haute réclame, ne peuvent le plus souvent, ni abaisser la tension artérielle d'une façon permanente, ni faire rétrocéder des lésions artério-scléreuses plus ou moins avancées. A la suite de ma communication au Congrès de Rome, j'ai eu l'éclatante confirmation de ces idées de la part de presque tous les savants étrangers et français qui avaient étudié cette question sans même connaître la teneur de mon rapport : de la part de LAQUEUR (de Berlin), lequel a déclaré après de multiples expériences que « sous l'influence de ces courants, n'ayant pas encore répondu à des espérances exagérées, la pression sanguine ne subit aucune modification essentielle dans la sclérose artérielle prononcée » ; de SAMUEL SLOAN (de Glasgow) ayant écrit que « le traitement de haute fréquence est tombé dans les mains de personnes peu désignées à le comprendre et a été mis en annonces comme effectuant de très brillants résultats dans toutes sortes de maladies » ; de BERGONIÉ, BROCA et FERRIÉ ayant affirmé à la suite de recherches patientes et sérieuses que « ces courants n'agissent point sur la pression artérielle » ; enfin de la part de presque tous les électrothérapeutes (DELHERM et LAQUERRIÈRE, DUBOIS (de Saujon), FOVEAU DE COURMELLES, LARAT, RIVIÈRE, VEILL, VIGOUROUX, etc.), qui ont émis la même opinion, soit dans leurs écrits, soit dans les discussions sur ce sujet après mes communications récentes à l'Académie de médecine sur la présclérose, et à la Société de thérapeutique sur la médication hypotensive, en 1907.

régulation de la tension artérielle : par les bains carbo-gazeux que mon interne Mougeot a si bien étudiés dans mon service de Necker d'abord (*thèse inaugurale* de 1905) et ensuite à Royat; par l'emploi du massage méthodique et de la gymnastique, du massage abdominal qui abaisse cette tension en combattant, comme Cautru l'a constaté avec nous à l'hôpital, l'hypertension portale dont ces malades sont souvent atteints, à l'aide encore de bains lumineux ultra-violets; des bains hydroélectriques à courants triphasés (les courants sinusoïdaux produisant des effets contraires d'après les recherches récentes de Albert Weil et de mon ancien interne Mougeot); à l'aide enfin des courants de haute fréquence, dont on a dit à la fois trop de bien et trop de mal. Il faut savoir s'éloigner à la fois de ces deux exagérations, et tout en ne croyant pas à des guérisons miraculeuses dont la réclame s'est emparée, on doit reconnaître les services rendus par les agents physiques, tant il est vrai, comme l'a dit Bacon, que le savant ne doit jamais avoir l'œil voilé par les passions humaines...

Ces diverses médications, à des degrés divers, contribuent, pour leur part à régulariser la circulation périphérique en produisant la vaso-dilatation et à beaucoup alléger le travail du cœur central, à modifier la nutrition en augmentant l'activité des échanges et des combustions, à désintoxiquer pour une part l'organisme, puisque sous leur influence l'élimination et la toxicité urinaires sont souvent accrues. Ce sont là des adjuvances thérapeutiques très précieuses qui viennent heureusement renforcer l'action médicamenteuse, comme l'action antitoxique et hypotensive du régime alimentaire.

On ne saurait trop répéter que supprimer un symptôme, ce n'est pas guérir une maladie ; élever la pression sanguine presque toujours amoindrie chez les phtisiques, ce n'est pas guérir la phtisie. Supprimer l'hypertension quelques instants ou quelques jours, ce n'est pas supprimer la cause, ni la maladie à plus forte raison. Un seul remède, quelque puissance qu'on lui suppose, ne peut à la fois abaisser la tension artérielle, combattre les accidents toxiques sans cesse renaissants puisqu'ils se reproduisent à chaque ingestion alimentaire, vaincre l'imperméabilité rénale, ni plus tard faire rétrocéder et disparaître des lésions étendues à tout le système vasculaire. Tout cela prouve qu'il ne faut pas confondre de simples guérisons fonctionnelles avec des guérisons anatomiques.

Mais, ce serait une erreur de croire que, seule, la médication antitoxique doit intervenir dans le traitement de cette maladie. Cette étude sommaire a même pour résultat d'établir la distinction clinique entre les symptômes toxiques et les symptômes cardio-artériels qui commandent des indications thérapeutiques différentes.

Parmi les symptômes *cardio-artériels*, il convient de citer l'arythmie, le bruit de galop, la cardiectasie, l'hyposystolie et l'asystolie, les symptômes méiopragiques des organes, l'angine de poitrine coronarienne, la sclérose artérielle elle-même. Pour les combattre, quelques médicaments connus sont indiqués en petit nombre (digitale, théobromine, trinitrine, tétranitrol et nitrite de soude, iodures). Mais, au sujet des iodures, on ne saurait trop répéter qu'on en fait d'ordinaire un usage immodéré à toutes les périodes de la maladie, surtout à la première où ils ne sont en aucune façon indiqués. De même, on abuse de la digitale surtout dans la forme tachyarythmique de la maladie, l'arythmie étant une sorte de boiterie du cœur absolument irrédutible par la digitale ou d'autres médicaments.

Parmi les symptômes *toxiques*, il faut citer surtout la dyspnée qui est, je le répète, le symptôme dominateur des cardiopaties artérielles, l'insomnie d'origine dyspnéique, puis les spasmes vasculaires, l'hypertension artérielle, la tachycardie sans arythmie, quelques vertiges et délires. Contre eux la médication antitoxique et surtout le régime alimentaire, l'hygiène, l'emploi des agents physiques et des eaux minérales (Bourbon-Lancy, Evian, Royat, Vittel), le traitement rénal et la médication diurétique remplissent toutes les indications thérapeutiques.

Nous revenons cependant encore à notre point de départ. La plupart des symptômes des cardiopathies artérielles relèvent de l'intoxication qu'il faut combattre sans relâche, surtout par le régime alimentaire à la période cardio-artérielle de la maladie et même à toutes ses phases, ou encore par le traitement rénal, comme j'ai voulu le démontrer dans l'excellente thèse inaugurale de mon interne, le Dr Bergouignan, en 1902.

En un mot, relâcher le frein vasculaire qui serre et contracte trop le cœur périphérique, poursuivre l'intoxication dans ses causes et dans ses effets, combattre l'hypertension artérielle dans sa cause par la prescription du régime lacto-végétarien et même du régime lacté exclusif, la combattre encore dans ses effets par la médication vaso-dilatatrice et hypotensive ; réduire au minimum l'introduction des toxines alimentaires dans l'organisme. favoriser de bonne heure et toujours leur élimination par le traitement rénal et diurétique ; enfin, soutenir le cœur central dans sa lutte incessante contre les obstacles périphériques : tel est le problème un peu complexe à résoudre. On y arrive par l'hygiène, par les agents physiques et surtout par le régime alimentaire, avec l'aide seulement de quelques médicaments.

V. — HYPERTENSION PORTALE ET ARTÉRIO-SCLÉROSE AVEC HYPOTENSION ARTÉRIELLE

Une mention spéciale doit être accordée à ce que j'ai étudié sous le nom d'*hypertension portale* (1).

Comme je le disais alors, il y a dans la cavité abdominale une circulation veineuse abondante sur laquelle il faut parfois agir de bonne heure, parce que là, dans ce système veineux qui est le grand égout collecteur de l'organisme, une stase sanguine, favorisée d'ailleurs par des conditions anatomiques et physiologiques défavorables, peut avoir pour l'intoxication des conséquences d'autant plus graves qu'elle reste longtemps latente et méconnue. La stase énorme et permanente dans les veines mésaraïques et la veine porte réalise la « pléthore abdominale » des auteurs anciens, laquelle doit être réhabilitée (*vena porta, porta malorum*). Car, ces vaisseaux charriant lentement les toxines dont ils sont encombrés, il en résulte que le foie, insuffisant à la tâche, se congestionne (foie gastro-intestinal non cardiaque), et que, neutralisant incomplètement les poisons venus du tube digestif, il les laisse pénétrer dans tout le torrent circulatoire.

C'est ainsi que chez ces malades à circulation portale retardante, on voit survenir des accidents divers regardés souvent comme étant d'origine arthritique et se traduisant par tous les signes de la pléthore abdominale : par un gros foie et par des troubles

---

(1) H. HUCHARD. Les trois hypertensions. *Journal des Praticiens*, 1901.

gastro-intestinaux, conséquence de l'état congestif
de la muqueuse digestive ; par des bronchites et des
congestions pulmonaires à répétition ; par un cœur
prompt à la dilatation avec contractions molles et
insuffisantes ; par un rein torpide avec urines rares,
sédimenteuses et chargées d'urates ; par des fluxions
hémorrhoïdaires, souvent par l'abondance du tissu
adipeux. Telle est l'hypertension portale avec ses
principales conséquences, les maladies par ralentissement de la nutrition commençant souvent par le
ralentissement de la circulation veineuse.

Cette hypertension et cette stase portales ont été
réalisées par diverses expériences démontrant la
production de trois ordres de symptômes — anémiques, hypotenseurs, toxiques — d'où dérivent
tous les autres. Boerhaave, le premier, eut l'idée de
pratiquer la ligature de la veine porte chez l'animal
et Claude Bernard a constaté qu'après cette ligature
expérimentale, le cerveau et les organes deviennent
exsangues, tandis que tout le sang s'accumule dans
les organes digestifs. Après la même expérience,
Tappeiner en 1873, puis Picard (de Lyon) en 1880,
ont remarqué un abaissement notable de la tension
artérielle, une accélération marquée des contractions
cardiaques qui s'affaiblissent rapidement, comme
s'il s'agissait d'une hémorrhagie abondante, et c'est
bien ainsi que les choses se passent. Comme si elle
n'était plus, une masse considérable de sang se trouve
immobilisée dans la portion sous-diaphragmatique
du corps, et alors les autres organes se trouvent dans
les conditions où on les aurait placés, si ce sang
immobilisé avait été soustrait à l'organisme par une
grosse hémorrhagie. Il y a donc dans ces cas un
mélange de symptômes congestifs et anémiques à la
fois, suivis bientôt d'accidents toxiques qui, dus à

l'insuffisance hépatique dans une seconde phase, arrivent souvent à constituer l'*origine intestinale* de l'artério-sclérose.

Or, contre cette hypertension et cette stase portales, le seul moyen qui produise de bons effets, c'est le massage abdominal qui, pratiqué dans mon service de l'hôpital Necker par Cautru, a donné les résultats suivants : Régulation de la tension artérielle, augmentation de la diurèse, modifications profondes dans la composition chimique des urines (augmentation de l'acide phosphorique, des chlorures, de l'urée avec diminution de l'acide urique). Le massage abdominal produit une désintoxication partielle de l'organisme, et il devient encore, comme je l'ai dit et prouvé, un agent de renforcement pour l'action des médicaments. Car, j'ai vu souvent après ce massage méthodique, la diurèse augmenter considérablement avec la digitale ou la théobromine, alors que ces deux admirables médicaments avaient perdu toute activité thérapeutique en raison du barrage circulatoire constitué par la stase et l'hypertension portales.

VI. — Principales causes toxiques

Dans cette question si complexe et si controversée de l'artério-sclérose, il y a encore des parties inexplorées, des obscurités qu'il faut chercher constamment à éclairer, tant il est vrai que ce que l'on sait souffre de ce que l'on ne sait pas. Mais, au sujet de sa genèse et de son traitement, je puis dire qu'une expérience de trente ans, appuyée sur plus de 15,000 observations et sur les recherches continuelles de mes élèves que je ne veux pas séparer des miennes (de MM. Amblard, Bergouignan, Mougeot et Piatot), me permet d'affirmer ce que d'autres peuvent encore contester. Mon but a été surtout d'insister sur le rôle de l'intoxication dans l'évolution clinique de l'artério-sclérose et sur les conséquences thérapeutiques qui s'en dégagent.

Si j'avais traité la question de l'étiologie, encore si controversée, j'aurais fait remarquer que les causes sont également et le plus souvent d'ordre toxique : tabac, acide urique, toxines intestinales et microbiennes, toxines alimentaires, paludisme, peut-être alcoolisme, saturnisme professionnel et même alimentaire, puisqu'il paraît démontré que beaucoup d'aliments et de boissons renferment des quantités notables de plomb. J'aurais dit encore que l'étiologie syphilitique peut être discutée, et que, parmi les causes prédisposantes, il convient de signaler, non seulement la goutte, mais encore ce que j'ai désigné sous le nom d'aortisme héréditaire.

J'ai eu manifestement un autre but : celui de démontrer le rôle considérable que joue l'intoxication dans l'artério-sclérose et d'orienter nettement la thérapeutique de cette maladie vers la médication antitoxique et rénale. Sans elle, rien de durable ne peut être accompli, comme je l'ai fait comprendre au commencement de cette année (en 1907) à l'Académie de médecine de Paris, au sujet du traitement de la présclérose, lequel ne doit pas être uniquement dirigé contre les modifications de la tension artérielle. Inventer aujourd'hui certains sérums antiscléreux qui n'ont pas de lendemain, croire encore à la seule puissance de l'électrothérapie, par exemple, combattre un effet sans remonter à la cause, s'attaquer toujours à un symptôme sans viser la maladie, c'est s'exposer à de trop nombreuses faillites thérapeutiques qu'il importe de prévoir pour les plus sûrement prévenir...

Quoi qu'il en soit, cette étude sommaire, ajoutée à l'importante thèse inaugurale de mon élève, le Dr Piatot, en 1898, sur « le traitement des maladies du cœur par l'hygiène et les agents physiques » et à ses travaux sur les propriétés radio-actives de Bourbon-Lancy (1), devient un nouvel hommage à la physiothérapie, en l'absence de médicaments ou avec un petit nombre de médicaments qui, suivant l'expression de Montaigne, « pour ne guérir le cerveau au préjudice de l'estomac, offensent l'estomac et empirent le cerveau. »

Dans le traitement des cardiopathies artérielles, il faut se garder d'abuser des remèdes. Ils sont capables d'entraver parfois les fonctions éliminatrices des émonctoires et du rein en particulier, d'exiger un fonctionnement exagéré des organes atteints de méiopragie, d'ajouter une intoxication médicamenteuse à l'intoxication générale ; ils sont enfin capables, pour employer l'expression du vieil auteur français, « d'empirer » le cœur.

---

(1) Il résulte des importants et multiples travaux de Moureu et de sa communication récente au Congrès de Rome (14 octobre 1907), que les eaux de Bourbon-Lancy sont d'une richesse incomparable en hélium (plus de 18,000 litres par an !) à ce point qu'elles constituent, suivant son expression, « une véritable mine d'hélium ». Voilà ce qui explique l'action remarquable de ces eaux dans les diverses cardiopathies, surtout avec éréthisme cardiaque.

PRINCIPAUX TRAVAUX DE H. HUCHARD

La myocardite varioleuse, par Desnos et Huchard (1872, *prix Chateauvillard* de la Faculté de médecine.

Traité des névroses, 2ᵉ édition, par Axenfeld et Huchard, un volume de 1.195 pages, Alcan, éditeur, Paris, 1883.

Tension artérielle dans les maladies et indications thérapeutiques (*Semaine médicale*, 1888). **Les trois hypertensions** (*Journal des Praticiens*, 1901). — **La médication hypotensive** (*Académie de médecine*, 1903). — **Les conséquences de l'hypertension artérielle** (*Congrès international de médecine de Lisbonne*, 1906).

Traité clinique des maladies du cœur et de l'aorte, 3ᵉ édition, augmentée d'un volume de plus de 1 000 pages sur les éditions précédentes, en 3 volumes de 2.170 pages, 268 figures et 4 planches hors texte. Paris, 1899-1905. O. Doin, éditeur (*Prix Montyon* de l'Académie des sciences).

Traitement des maladies de l'appareil circulatoire (in Thérapeutique appliquée, de A. Robin, fascicule X et XI). Indications thérapeutiques générales, hygiène du cardiaque, médicaments cardiaques, endocardites aiguës et chroniques, asystolie, cardio-sclérose, aortites, angine de poitrine, thrombose cardiaque, palpitations, tachycardies, bradycardie, arythmie, 1 volume de 365 pages. Paris, 1896. Rueff, éditeur.

Consultations médicales (*Clinique et thérapeutique*). 4ᵉ édition. Paris, 1906. J.-B. Baillière, éditeur. 1 volume de 712 pages. —

Nouvelles consultations médicales (*Clinique et thérapeutique*). 4ᵉ édition. Paris, 1906. J.-B. Baillière, éditeur. 1 volume de 684 pages.

Clinique thérapeutique du praticien, par Huchard et Ch. Fiessinger. 1 volume de 600 pages, 2ᵉ édition. Paris 1907-1908. Maloine, éditeur.

TABLE DES MATIÈRES

CHAPITRE SUPPLÉMENTAIRE